医療の論点
倫理的に考える

浅井篤・小西恵美子・大北全俊 編

日本看護協会出版会

デザイン　岩瀬　聡

目次　　本書で論じる 20 のテーマ

1　医療は人間の幸福にどれくらい寄与できるのだろうか
哲学的・倫理的思考の意義　小林正弥 —————————008

2　医師の倫理教育の現状は
どうなっているか　浅井 篤 —————————017

3　健康格差をこれ以上拡げないために今後の日本の
医療制度はどうあるべきか　浅井 篤 —————————028

4　出生前診断、特にNIPTは
社会にどのような影響を与えるか　神里彩子 —————————038

5　「医療にかかわる有害事象調査」による
医療従事者の権利侵害　山崎祥光 —————————050

6　もはや産科で子どもは生まれない？
産科混合病棟の実態　齋藤いずみ —————————059

7　オプジーボ®など超高額医薬品は
使用制限するべきか　谷田憲俊 —————————071

8　認知症高齢者の本能に基づく
セクシャリティに関する
倫理的配慮をどうするか　戸谷幸佳 —————————081

9 死亡診断の規制緩和、
   看護師の代行について考える　八代利香 —————————— 089

10 守秘義務と警告義務
   どちらが重いのか？
   精神障害者が起こす殺傷事件から考える　門岡康弘 —— 100

11 「薬害」といわれている
   子宮頸がん予防ワクチン接種を
   推奨するべきか　大北全俊 ————————————————— 109

12 人工知能の臨床への導入によって、
   医師の役割はどう変わるか　尾藤誠司 ———————————— 118

13 患者申出療養は患者にとって
   幸福な選択なのか　會澤久仁子 ———————————————— 128

14 なぜ日本では代理出産が
   事実上禁止されているのか　小門 穂 ———————————— 140

15 病院の方針として
   「呼吸器は外しません」と定めることは
   倫理的に許されるのか　田代志門 —————————————— 149

16 抗がん剤治療を続けますか？
   人工呼吸器をつけますか？
   〜チーム医療において在宅医療における
   告知は誰の役割か？〜　植竹日奈 —————————————— 159

17 地域包括ケアシステムの社会にあって、
住民はどのようなヘルス・リテラシーを
身に着ければよいのか　大西基喜 ——————— 170

18 看護における情報教育はどうあるべきか
コンピュータリテラシーの呪縛からの脱却　前田樹海 —— 181

19 プラシーボの臨床使用について
看護の視点から考える　小西恵美子 ——————— 189

20 超高齢社会において健康寿命を
延伸するために何をすべきか　伊藤美樹子 ————— 200

★1〜20におけるコメンテータ/浅井 篤・小西恵美子・大北全俊・江藤裕之

まえがき

本書は 2016 年 3 月発行の浅井篤・大北全俊編『少子超高齢社会の「幸福」と「正義」』を継承する続編企画であり、医療にかかわる国内外の 20 の問題を、多様な背景を持つ 19 名の筆者が独自の観点から論じる試みです。テーマを見ていただければその幅の広さや新しさを実感していただけるでしょう。各論考には 2 人のコメンテータがコンパクトなコメントを書いており、1 つのテーマについて 3 つの見解を知ることができます。通常のテキストでは得難い機会になるのではないでしょうか。ここでは本書をどんな方々に読んでいただきたいかを述べます。

第一に現代医療の姿に混乱している人。

昨今の医療現場はまさに混沌としています。ヒトの幹細胞をほかの動物に混ぜ臓器をつくり寿命を延長しようという試みがある一方、臨終の 100 歳近い人で救急外来は大混雑し、在宅で看取るはずのがん患者さんが心肺蘇生されることも皆無ではありません。極小未熟児が救命され、効果の怪しいワクチンが、効用を理解していない大勢の人々に接種されてきました。信じられないくらい高価な薬が救命できない患者に使われ、まともな看取りや終末期医療も確立できないまま生命維持装置だけが進歩していきます。介護や在宅の問題が一向に解決しない状況で、研究大学では医学研究が絶えることはありません。

国民皆保険制度が崩壊する危惧が叫ばれるなか、高度先進医療機器が次々と保険収載を目ざし、国家は 80 代の人々に人間ドックを奨励し脂質異常を見つけ出そうとしています。侵襲度の高い介入がフレイルな人々に使われています。政府はお金絡みの研究不正の撲滅を叫びつつ、研究費削減によって不正への誘惑を高めてきました。おまけに医師の知的能力を遥かに凌駕する人工知能が医療現場で活用されるようになったら、まともな多職種連携もできていない医療現場や人間関係はどうなる

のでしょうか。

　本書はこのような無秩序な状態において、我々がしっかりした視点に立って広い視野で物事を考える一助になるかもしれません。

　第二に限定された現場でしか日常的な仕事をしていない人々。

　例えば私の日常は、大学での教育・研究・倫理審査と市中病院の一般内科診療に限られています。このような生活では在宅・訪問診療、介護現場、離島医療や小児医療、生殖補助医療の現場のことは、情報収集はできても実感できません。昨今は医療機関を現場とした医療倫理だけでは社会の問題をカバーしきれず、在宅や施設を含めた医療・介護倫理という括りがより適切だと主張されます。倫理的に思索すべき対象や場は拡大し、個人の経験だけではすべてに精通することは到底できません。

　本書ではさまざまな現場の問題に焦点をあてて論じられていますので、知らない所で起きている問題をしっかり理解できるでしょう。

　最後に医療や倫理に関して虚無的になってしまっている人。

　いまの世の中、たとえ医療で救われても、テロや災害で簡単に命が失われる毎日です。医療専門職も医療を受ける人々も基本的には自己利益に動機づけられ、自分よりも大きな目的のために生きる人は稀でしょう。こんな世の中で他人のために物事を真面目に思索してどんな意味があるというのでしょう。

　しかし私は、本書の筆者らの考え抜かれた「善いことに関する思考」に触れることで、矛盾だらけで混乱している世の中を少しでもよくする道筋を見いだせると信じています。思考そのものは単なる理屈かもしれませんが、それは我々の行動や判断、選択や態度の基礎になります。より倫理的な考え方を持つことで、人間はより善い人格を持つ存在になれるのではないでしょうか。

2017 年 10 月　浅井篤

1
医療は人間の幸福にどれくらい寄与できるのだろうか──哲学的・倫理的思考の意義

小林正弥 千葉大学大学院人文社会科学研究科　教授

医療が人の幸福を奪う可能性

　一般人から見ると、医療が人間の幸福に寄与しているのは当たり前のことに思える。病気は苦しいし、そこから回復できれば気分が晴れるからだ。ところが本書の前作となる『少子超高齢社会の「幸福」と「正義」』において、尾藤誠司氏の「医療は人間の幸福にどれくらい寄与できるのだろうか？　──医療介入と患者の幸福」で、高齢者のケアに携わっていると「医療サービスはかなりの頻度で患者を不幸にしているのではないか」という感想を述べている。身体抑制・人工栄養・病人のレッテルなどが高齢者の幸福を奪う可能性に触れて、障害や不安感情など負の部分を医療は軽減することを得意としているが、「幸福につながるかどうかまではわからない」というのである。

　とすると、医療の幸福への寄与は自明ではないということになる。このような倫理的問題に対してどのように考えればいいだろうか。

不幸の減少は幸福の増進か？

　多くの場合、人は病気やけがをして医療機関を受診する。治療は不幸の軽減ないし消滅のためだ。その減少は相対的に幸福であるに違いない。

それに加えて、病気が治れば人間は自分の意思や努力によって幸福を実現することができるようになる。これらの点で幸福に医療が寄与することは確かだ。

　だが問題はそう単純ではない。不幸はネガティブなものであるのに対し、幸福とはポジティブな状態だ。病気が治るだけでは、どちらでもないという中立的な状態になるだけで、幸せになるとは限らない。病気が治っても、孤独だったりつらい状況だったりすることはいくらでもある。また先述の例のように、不幸を減少させようとする医療行為が患者のいまの幸福を奪うこともある。身体抑制などは、自由な動きというポジティブな状況を奪っている。認知症などのように病人というレッテルを貼られれば、自尊心が傷ついて不幸になりうる。しかも治療が成功しなければ、不幸が軽減せずに幸福を奪うだけになる。だからネガティブな状態の減少を目的としていても、結果としてポジティブな状況になるとは限らないのだ。

幸福を可能にする積極的健康観

　この難問を解決するためには、哲学や倫理学に目を向ける必要があるだろう。まずは医療のそもそもの目的から考えてみよう。その手がかりになるのが積極的（ポジティブ）な人間健康という心理学的概念だ。世界保健機関憲章前文には「健康とは、単に病気ではないとか虚弱ではないのではなく、肉体的にも精神的にも社会的にも完全に良好な状態にあること」（1948年）と定義されている。それにもかかわらず、実際にはこれまで健康は主として病気などの不在・欠如やそこからの回復と考えられてきた。これに対して、丈夫や元気旺盛などのよい状態の実現を目的にすべきだという考え方が提起されている[1]。消極的健康観に対して積極的健康観が主張されているわけだ。

それによれば、心と体の相互作用に目を向けて、善き生（善い人生）について哲学的にも考える必要がある。例えば、人生において目的を持ち、他人とすばらしい人間関係を築き、さらに自尊心を抱き自己統御が可能であることである。

　科学的・統計的な研究によって、人生の目的や愛などの感情は、健康にも貢献することが明らかになっている。ストレスには心身の相関が大きくかかわっているし、社会的・心理的要素が免疫などの生理的プロセスにも影響している。ポジティブな感情や人間関係は、がんや傷の治癒、組織の修復や健康の回復や長寿に影響し、予防や健康増進にも寄与する。心理的要素や社会的要素が健康や良好状態（well-being）を守ったり増進したりするために役立つ。

　具体的な方法としては、良好状態のデータを全国で蓄積し、医療の訓練やカリキュラムに反映させたり、コミュニティにおける社会的サポートや高齢者・若者の活動を向上させたりすること、さらにサイコセラピーや公衆の考え方の変化、健康増進法や瞑想やリラクゼーションなどがあげられている。健康診断で積極的健康も調べることができるだろう。

　人生における目的・他人との絆・自愛などの重要な善や人生に対する積極的な見方、運動・笑い・愛の営みなどの行動が健康の保持や増進に生化学的・神経生理学的にどのように影響しているのか——このように挙げられている問題の多くは私から見れば哲学と科学の接点だ。

医療における幸不幸と正義

　以上のような積極的な健康観によれば、幸福の増進も医療の重要な役割ということになるだろう。なぜなら病気を予防し、心身の機能を向上させることが可能になるからだ。心身の調子がよくなり元気で旺盛になることは、それ自体が幸福なことだし、それによって学業や仕事も成功

しやすくなるだろう。

　例えば肥満や糖尿病などの慢性病の場合、医療を契機として患者が飲食や運動などに気をつけるようになれば、単に治療だけではなく幸せにつながる可能性は少なくない。要は医療によって以前よりも、精神的にも肉体的にも善い生き方をするようになれば幸福につながりうるわけだ。医師や看護師など医療者はそのための手助けをすることができる。もちろんあえて医療機関に行かなくとも生き方がよければいいわけだが、問題が起こって初めて考え方を見つめなおして改善するというのは人の常である。医療がその機会を提供しうるわけだ。

　とはいえ医療措置は、積極的な健康におけるいくつかの要素をやむを得ず減らしてしまうこともあるから、例えば身体抑制による自尊心・自己統御の減少とけがの防止というマイナスとプラスとを総合的に判断することが必要になる。積極的な健康の要素としてあげられているいくつかの指標を善き生の測定盤（ダッシュボード）として用いて総合的に考えることが望ましいかもしれない。

　ここにはモラル・ジレンマが存在する。それゆえ、このような問題に関する医療の正義としては、対立する要請を直視してどちらが大事かを判断することが必要になるだろう。これはまさに哲学的・倫理的問題だ。どちらを優先するかという決断は、価値観や世界観にかかわらざるをえないからだ。

人生哲学と対話的医療の意義

　このように医療においても哲学、特に善い生き方についての人生哲学が大事だ。かつては医療者が確実な知識を持っていて一方的に医療行為を行うものと考えられていたが、生き方の問題になると医療者が科学的に決めることはできない。近年はインフォームド・コンセントが重視さ

れて、患者からの合意を得て医療行為を行うことが重視されるように
なっているが、患者自身がモラル・ジレンマに対して確信を持って判断
できる価値観や世界観を持っているとは限らない。そこで医療者と患者
とが対話して協働し、双方の合意によって医療行為を行うことが大事に
なりつつある[2]。

　この際に医療者は単に情報提供を行うだけではなく、積極的健康の考
え方や善き生にも十分に配慮して患者や家族などと対話を行うことが大
事だろう。場合によっては、ジレンマをしっかり話し合ったり新しい工
夫をしたりすることによって、善き生を犠牲にしないで済む道が見つか
るかもしれない。

　例えば高齢者の手術後などにせん妄による意識混濁が起こって身体抑
制の必要性が生じても、家族の付き添いによって、それを回避できるか
もしれない。イェール大学で始まった「入院中の高齢者のせん妄を防ぐ
プログラム（Hospital Elder Life Program：HELP）」では、十分にトレー
ニングを積んだボランティアを患者のベッドサイドに派遣して、祖父母
を訪ねる孫のように世間話をしたり要望を尋ねてお手伝いをしたりする
ことによって大きな効果をあげているという[3]。このような場合、医師・
看護師とともにボランティアにも善き生についての感覚が求められるこ
とになるだろう。

哲学的・倫理的思考を備えれば医療は人間の幸福にもっと寄与できる

　初めの問いに戻ろう。医療は、確かに不幸の減少という点では人間の
幸福の可能性を増やすことに寄与しているが、逆に新しい不幸を生じさ
せているかもしれないという恐れが専門家から出されている。これに対
して積極的な健康観や善き生についての哲学的・倫理的思考を導入すれ
ば、医療はさらに幸福に寄与することができるようになるだろう。不幸

012

をつくり出す危険性に対しても、これらを念頭に置いて対話を行うことによって、より望ましい医療を行うようにすることはできるし、ジレンマを解消する方法を見いだす可能性すらある。

このためには医療教育などで哲学や倫理学の考え方に接しておくのが有益だろう。もっとも大事なのは、そうして得られる知識というよりもむしろ実践的な知恵（賢慮）だ[4]。医学的知識だけではなく人格的な見識や心理的洞察力が必要になるから、医療者にとっては大変かもしれない。でもこれによって不幸をつくり出すという恐れは減り、幸せの増進にますます貢献できるのではないだろうか？　そうなれば医療は人間の幸福に寄与すると断言することができるようになるに違いない。

コメンタリー1　大北全俊

小林氏は、医療が単なる技術的なものではなく、関係するものが「善き生」といった哲学的見地を持つことの重要性を指摘しています。積極的な健康観に表れているように、人の幸不幸は単純に「病気ではないこと」に集約されるものではない。「幸福」「善き生」といった哲学的価値へのまなざしを忘れてしまうと、時に医療は避けうる害を人々に与えることがある。いわゆるモラル・ジレンマとはそのような哲学的価値を視野に入れた対話が求められる場であり、小林氏の指摘は、臨床実践のみならず医療者への教育においても当てはまる重要なものと筆者も思いました。

小林氏の記述のなかでも、筆者が特に惹かれたのが「患者自身がモラル・ジレンマに対して確信を持って判断できる価値観や世界観を持っているとは限らない」というところです。それゆえ、医療者と患者との対話、協働、合意が重要と指摘されています。もちろん人によるとは思うのですが、少なくとも筆者は、想定されているようなモラル・ジレンマについて「確信を持って判断できる価値観や世界観」を持っている確信

はありません。ましてや「幸福」「善き生」についての確たるビジョンとなると怪しい限りです。

　小林氏の文章をよく読むと、哲学や倫理学を導入すれば、上記のような価値を明確にすることができる、とは書いていません。患者自身さえ自らの「幸福」「善き生」について確たる考えを持っている、ましてや他者に伝達可能なように言語化できるとは限らない。「幸福」や「善き生」なるものを探求する哲学・倫理学の営みは（それは哲学研究者などに独占されうるものではなく、誰もが自ずと行っているものと筆者は考えていますが）、むしろ、そのような探求の目ざすところがおいそれとはわからないということを、もしかすれば生きている限り不断に探求せざるを得ないものではないかということを、身をもって知らしめるものではないか。それでも、いや、それゆえにこそ、医療に携わる人は哲学や倫理学の考え方に接しておくことが有益だと小林氏は説いているのではないか、と勝手ながら考えた次第です。

　哲学・倫理学に接することで大事なことは「知識」ではなく「知恵（賢慮）」と指摘する小林氏の指摘も筆者なりに考え続けたい点です。

コメンタリー2　江藤裕之

　「哲学」をどのように考えるかにもよりますが、人の生きる意味や幸福を考えるという点において、人の健康や生き死にに日々接している医師はすべからく哲学者といってよいのではないかと思います。そして、それは、書物を読んで学び、思考していくタイプの哲学ではなく、まさに筆者が指摘する実践的な知恵、アリストテレスの言う「フロネーシス」に基づくものでしょう。もっとも、その実践的な知恵に至るには日々の出来事を単なる体験として記憶しておくだけでなく、それを、深く考え、反省（内省）し、時には批判して自らの経験としていかなくてはなりません。その思考には方法や手順があり、それは先人に学ぶ必要があり、

その意味で哲学書を紐解いて、その言葉に学び、考えていくことは大切です。

　しかし、なかなかそういった時間がとれないのが医療現場の現実ではないでしょうか。その意味でも、医療教育の場において、そういった哲学的思考の基礎教育を施しておくことは意味があることと思います。個人個人によりますが、多少とも哲学的思考の萌芽が心のなかに残っていれば、臨床という現場に出て現実を目の当たりにした時に、少なくとも思考停止の状態にはならないのではないかと思います。医学教育における哲学の基礎教育について、具体的にどのようなカリキュラムで、どのようなテキストを読み、また、どのような議論を進めていくかというイメージは湧きません。が、どのような入り口でも、哲学や倫理に関する古典に触れておくことは、後になって何かを考えていく上で有意義であろうと思います。そして、医療の現場でのそれぞれの経験を仲間と共有し、いろいろな見方を語り合うことも、哲学的な思考を助けるものとなるでしょう。

　診察をする時、患者に触れることもなく、患者の目を見ることすらなく、ひたすらパソコンの画面に出ている数値だけを見て診断をし、患者との大切な時間をやり過ごしてしまう医師も少なくないと聞きます。客観的な数値は科学的な医療処置を施すベースとなるものでしょう。それはこれまでのデータが示す重要な指標なのかもしれませんし、万人に有効なものかもしれません。しかし、「幸福」は科学的な数値で計れるものではありません。目の前の患者を診て直観的（直感ではなく）に把握するものだと思います。そのベースとしての哲学とは、まさに医師の生き方というか、人生観、世界観そのもののような気がしてなりません。

【本論文献】

1) Carol Ryff, Burton Singer：The Contours of Positive Human Health, Psychological Inquiry, vol.9, No.1, p.1-28, 1998.

2) 加藤眞三：患者の力——患者学で見つけた医療の新しい姿，春秋社，p.62-64，2014.

3) 本田美和子：入院中の高齢者のせん妄をボランティアの介入で防ぐ，週刊医学界新聞，第2950号，2011年10月24日.
（http://www.igaku-shoin.co.jp/paperDetail.do?id=PA02950_02）

4) 小林正弥：アリストテレスの人生相談，講談社，第7章，2015.

2
医師の倫理教育の現状はどうなっているか

浅井 篤 東北大学大学院医学系研究科・医療倫理学分野 教授

はじめに

　医師の倫理教育の現状はどうなっているか。本稿では卒前・卒後両方の倫理教育について検討し、医学部での医学生に対する教育と医療現場で働いている医師に対する教育の両方を含めて「医師の倫理教育」と表現する。ここで倫理教育と表現するものは、おもに生命医療倫理教育と医のプロフェッショナリズム（専門職意識）教育である。以下、現時点で、筆者の経験と推測、伝聞、レビューできた最新文献等から「現状」と認識されることを抽出して列挙する。

筆者が認識している 7 つの「現状」

1）医師に対する倫理教育はさまざまな名前で呼ばれている。
　現在、我が国ではさまざまな名称の科目で医師の倫理教育が行われている。ざっと過去 5 年間の生命医療倫理関連の論文をレビューするだけでも、「医療安全」、「コミュニケーション」、「プロフェッショナリズム」、「行動科学」、「医学哲学」、「医の倫理」、「ヒューマニズム」、「ヒューマニティーズ」、「医療人文学」、「医療人間学」などの教育コースで倫理教育が行われているようだ。「医学入門」や「医学概論」というより包括的な概念と名称の下で医師の倫理が教育されることもある。研究倫理や

臨床倫理だけを別立てにしている場合もある。複数のコースが同一施設にある場合、どのように棲み分けをしているのかは明らかではない。各々のコースの力点も異なるだろう。

2) 医師に対する倫理教育は、以前よりは重視され改善している。

　我が国で医業が始まり医師集団が形成されて以来、医師の職業倫理教育は存在した。我が国でも18〜19世紀にかけて当時のリーダーらによって医の倫理が公に宣言されている。明治時代にも医の倫理はあったが、富国強兵を目ざす国家観の下にあった。患者の自己決定やプライバシーを中核とした、いわゆる現代の生命医療倫理が我が国の医学・医療に実質的に導入されたのは、おそらく1980年代後半から1990年代前半であろう。

　筆者は1980年代に6年間医学生だったが、医の倫理を学んだ記憶はない。患者の治療拒否という概念が存在するのを認識したのも1990年代前半である。当時、医師が倫理問題として悩んでいたのはがんの告知問題だけだったといってもいいかもしれない。いずれにせよ、倫理問題の存在が認識されなければ重要性が理解されるはずもなく、その教育の意義が認められないのは当然であったろう。

　したがって20年前と比べれば、現在の医師に対する倫理教育の重要性に対する認識は非常に大きくなっている。文部科学省の医学教育コアカリキュラム[1]には、医師のプロフェッショナリズム、臨床倫理や生と死にかかわる倫理的問題、医療の倫理に関する規範、患者の自己決定権を含む基本的権利、人間性と生命の尊厳、信頼関係、医学研究、死、緩和ケアなどが関連重要項目に含まれている。

　加えて、医学部でも医療施設でもディオバン事件とSTAP細胞スキャンダル後の研究倫理教育、特に研究不正に対する教育の充実ぶりは、よしあしは別として驚くべきものがある。近年は医療機関の質評価に臨床

倫理問題に対応するしくみ、教育提供、臨床倫理委員会の有無等が入っている。

3）医師に対する倫理教育の重要項目は確立しつつある。

筆者は 2016 年に、日本医学教育学会の倫理・プロフェッショナリズム委員会の一員として臨床倫理教育パッケージを作成した[2]。近年の臨床倫理実践の重視および同教育の機会の増加を鑑み、学習者が臨床倫理の重要事項、考え方とアプローチ法、そして主要項目を修得でき、明日から各々の現場で臨床倫理を実践できることを目ざしたセッション集である。このパッケージは国内外の主要生命医療倫理系テキストの内容を十分吟味した上で作成された。

教育セッションの必須構成要素として、それぞれの項目について、①一般目標と到達目標、②時事問題と現状（必要な場合は最新記述倫理論文紹介）、③歴史とクラシック・ケース、④関連倫理原則（必要な場合は倫理理論または人権）と重要概念、倫理指針（必要に応じて法律およびその欠缺）、⑤当該項目にかかわる主要な問題・疑問リストと関連事例、⑥上記⑤の問題および事例についての倫理的賛否両論、⑦最新の「考え方」（最新規範倫理論文、世論、社会制度等）、⑧教育担当者の現時点での規範的見解と未決事項、⑨まとめ「△△は医療現場では重要である」「関係者はかくかく云々すべきである」等の医療現場への提言、⑩リベラルアーツ領域資料（小説、映画、絵画等）をあげた。

医師の倫理教育項目のなかでも、日常診療で遭遇する頻度が高い臨床倫理領域の必須項目として、『総論』（定義、臨床倫理ではないもの、事実と価値、歴史・原則・概念、課題への体系的アプローチ法等）、『インフォームド・コンセント、説明、治療辞退、共同意思決定』、『意思決定能力を欠いた患者のケア（事前指示、ACP、最善利益を含む)』、『終末期医療の倫理的判断』、『プライバシー』、『医療資源配分と医療制度』を

あげた。もちろん生命・医療倫理領域全般に範囲を広げれば、そのほかにも、生命の始まり（生殖補助医療を含む）、子ども・思春期、精神科、高齢者、外科系医療（産科を含む）、人を対象とした医学系研究と未承認医療、ゲノム医療・再生医療、公衆衛生（感染症医療を含む）、倫理コンサルテーション・倫理委員会、医学教育における倫理問題、医療倫理教育、文化・宗教に関連する倫理問題が必須重要項目となる。

　これらが重要であることに異論がある人はほとんどいないだろう。一方、重要項目が抜けているという指摘は数多くあると予想され、教育されるべきトピックスは極めて多い。したがって、限られた時間でどれを選んで教育するのかが大きな問題となっている。

4）医師に対する倫理教育にはさまざまな方法論が用いられる。

　藤野は講義形式一辺倒の時代は終焉を迎え、早期医療体験、少人数チュートリアル教育、テーマ別研究とプレゼンテーション、患者との対話講義、医療関連の映画観賞と議論、臨床倫理ケーススタディー等が教育方法としてあるとしている[3]。E-ラーニングやカフェ方式を用いる教育者もいる。筆者は可能な限りレクチャー、少人数議論、全体での意見交換を組み合わせた形態を用いている。ディベートやロールプレイも有用だろう。ちなみに、倫理教育方法論に関する報告は看護系からの発信が圧倒的に多い。近年は歯科、薬理学、リハビリテーション領域からも報告がある。医師に対する倫理教育に対する研究報告は、ほかの領域と比較して活発ではない。ここ数年は研究倫理教育の報告が増えてはいるが、ほかの領域ではほとんどない。

5）医師に対する倫理教育にあてられる時間は限られている。

　医師に対する倫理教育の重要性は認められ、教育時間は過去に比べれば増加していると思われるが、医師に対する倫理教育の質と量は、教育

機関や医療施設によってかなり差があり、人的資源も乏しいことが指摘されている[4]。医学部医学科では、例外はあるだろうが、学年が上がれば上がるほど倫理教育に割かれる時間は減少する。選択科目の倫理教育コースはあるだろうが、全学生が受ける必修科目はほとんどないと思われる。5、6年は臨床実習と国家試験対策に大部分が費やされる。ほかの専門科目に比べれば時間数はまだまだ少なく、同等の時間数を確保している教育機関は皆無であろう。

　3）で上述した重要項目をすべて理想的な形でカバーするには、最低2単位コースが2つ（90分×30回）はいる。例えば倫理教育には非常に有用な映画鑑賞を実施するだけでも2時間かかり、それを議論し合ったらさらに1時間かかる。筆者は、ほかの基礎医学、社会医学、臨床医学それぞれの専門科目と同程度に時間割り当てがあり、臨床倫理実習や研究倫理実習、倫理委員会実習（または「映画鑑賞実習」）があってもいいと思う。

　しかし国際レベルの臨床実習時間を確保するために、すべての講義時間が減少傾向にあり、時間数増加は実際には不可能であろう。また倫理教育専任者が1人であれば、理想の教育コース実施は困難である。とはいっても、我が国の医師に対する倫理教育が、ほかの医療専門職に対する倫理教育よりも劣っているのか優れているのかははっきりしない。また海外との比較でも日本の教育の質と量がどう評価されるかもわからない。

6）卒前の医学生に対する倫理教育と卒後の医師に対する倫理教育は断絶している。

　卒後教育は卒前教育よりも有意に質量ともに劣っている。世界的にはとんどの医学部がなんらかの形の倫理教育を行っている一方、レジデント教育で倫理教育が要求されている医療機関は少ない。医療機関の新入

職者はオリエンテーションで30分〜60分の倫理研修を受ける。必須の職員研修として年に1回は生命・医療倫理教育を行う施設が増加している。しかしそれ以外の99.9%以上の時間は、先輩医師や指導医師、ほかの医療専門職の必ずしも倫理的に適切とはいえない考え方や態度に持続的に暴露するため、学部教育過程で修得した医師の倫理が損なわれる可能性がある。現場の硬直したヒエラルキーがあり、医学生や若い医師の倫理的感性の発露を阻害しているという指摘もある[5]。

道和は我が国の医療施設での倫理教育の実態を示唆する全国調査を行った[6]。対象は2012年6月15日時点で日本病院機能評価機構HPに公開されていた全国の認定病院2435施設で、472施設から回答（回答率19.4%）があった。臨床倫理に関する院内教育は161施設（34.1%）で実施され、平均1.4回／年、中央値1回／回であった。研修方法は講演会・講義形式が主流でその他少人数議論、ロールプレイ、パネル・デスカッションがあった。無回答施設の状況は推して知るべしだろう。

7）医師に対する倫理教育の目的、評価法、有効性については議論が分かれている。

医師に対する教育目的は、おもに「有徳な医師を育てる」と「医師に倫理ジレンマを分析し解決できる技能を提供する」の2つがある。その両方を目ざすべきとの立場、いずれかを優先との立場等があり、教育目標について最終的結論は出ていない。ここでいう有徳性はいまでいうコンピテンシーとほぼ同義となろう。

医師に対する倫理教育の評価方法は確立していないが、知識測定、多選択肢問題解答、エッセイ執筆、事例分析、個人またはグループでのプレゼンテーション、行動観察などがある。個人口頭試問もありかもしれない。加えて、医師に対する倫理教育に効果があるという客観的な証拠は残念ながらない。逆に一般倫理教育の効果には大きな限界があるとい

う主張がある。いくつかの調査で、いままでの倫理教育によって倫理的市民を生み出せるという主張を裏づける結果はほとんど得られていない[6]。倫理教育によって、多職種との適切なコミュニケーションの阻害因子になる傲慢な医師の態度を改善させることができるのか。先輩医師による倫理に対するネガティブ・キャンペーンに勝てるのか。倫理とは何かを本当に理解させることができるのか。残念ながら疑問である。

　近年は教育者を教育する、つまり上級医師を指導するのがいちばん大切だといわれているが、それがいちばん難しい。加えて「医師の倫理教育」担当教員が何をどのように話しているかはまったくよくわからない。担当教育者が何を是として、どんなやりとりをして、いかに教育セッションをまとめるかで、教育を受けた者の記憶に残るものが大きく異なるであろう。

おわりに —— それでも医師の倫理教育は大切である

　医師に対する倫理教育は不完全だが、医師の倫理性を高める代替案がないため今後もしっかりと実施されなければならない。倫理は人の内発性にかかわるものであり、自発的に考える姿勢を育てる必要がある。ガイドラインやマニュアルを機械的に使えるようになるだけではだめなのだ。知識や技術だけでなく倫理的な態度も必要である。時には1人で倫理的に決断する能力と覚悟も必要だ。したがって諦めずに、根気よく、あらゆる現場において医師の倫理性向上、つまり個々人の倫理的内発性と謙虚な態度と問題解決能力を涵養するための活動を続けるしかない。医師に対する倫理教育は「終わりなき戦い」である。そして十分な倫理的思考を行ったものは、自然に謙虚になりよき対話者になると信じている。

コメンタリー1　小西恵美子

　最近の看護倫理は、看護師の日々の倫理的気がかりを吟味する Everyday ethics の流れです。医師の倫理教育は卒前より卒後が「質、量ともに劣る」とのことですが、卒後の看護師は病棟カンファレンスや各地看護協会の倫理研修などで生きた倫理を学びます。そこで取りあげる事例には、医師がしばしば登場します。例えば：

> ドレインを抜いてもらう朝。患者は「今日は嬉しいよ」と担当の新人看護師に言い、早朝から待っていた。が、主治医は来ない。昼近く、看護師は別の医師に事情を話し、ドレインを抜いてもらった。15 時頃主治医が現れ、既にドレインが抜かれた患者を見て激怒し、「私の患者に手を出さないでよ！」と怒鳴った。涙を浮かべてうなだれる新人。たまたま先輩看護師がその病室で状況を目撃していた。

　この事例を題材に、「その先輩がもしあなたなら？」と問うと、「新人は勝手に行動したので彼女に替わって医師に謝る」、「患者さんは待ってたんですよ、と医師に言う」、「患者は医師のもの？　看護師は医師の手伝い？　医師に言いたいが、この医師は言うだけでも消耗」など、意見が出ます。それらは、医療チームのなかで自身の立ち位置や責任を看護師はどう捉えているかの表れと考えられるので、そこをさらに掘り下げてみようと促すと、一見平凡な状況の奥に、「患者にとって何が最善のことなのか」という倫理的な問いが、医師が権力を使うことにより、「誰が決定権を持つのか」という「偽物の倫理的な問い」[1] にすり替えられるという問題が潜んでいる、という気づきに達し、事例検討の手ごたえを感じることがあります。

　「患者の最善」について、専門性を異にする医療者の話し合いは不可欠です。しかし、ともに働く相手が「適切なコミュニケーションの阻害

因子」と浅井氏が表現する医師であると、患者と、看護という職業にコミットして働く職業意識を持った看護師には、虚しくつらい体験となり、研修の場が互いの思いを分かち合い労をねぎらうモラルスペース[2]となることもしばしばです。

医師の倫理教育は以前より重視され、目的の１つは有徳な医師を育てること、だが実現にはハードルが多いと浅井氏は書きます。看護も同様です。また、「倫理を学べば学ぶほど、実践の現実が厳しくつらく感じる」と、道徳的苦悩[3]を語る看護師もいて、倫理を教えることに葛藤もあります。それでも、「倫理教育は大切！」、まったく同感です。時には、医師と看護師、あるいは医学生と看護学生が一緒に倫理教育を受ける多職種連携教育（IPE）も効果的と思います。

コメンタリー2　大北全俊

もう15年以上前になると思うのですが、非常勤講師として看護学校で生命倫理の講義を担当し始めた頃です。卒業生の謝恩会に出席し、ほかの講師の先生方と話をしながら食事をとっていました。隣に実習担当の非常勤の先生が座られていて、ずっと黙っているのも気詰まりなため、話題を探しながら話をしていました。相手が実習担当ということもあり、次のような質問をしたのを覚えています。

「実習を見ていて、学生で、この人は優秀だな、という人っていますか？」

いま思い返しても、話題を探していたとはいえ、浅薄な質問をしたと思いますが、その実習の先生は淀みなく次のような回答をされました。

「いい看護ができたな、というのはありますけどね。」

私は、なるほど、と返すだけで、あとはその先生が話してくれた実習での出来事を聞くだけでした。

最初の質問をした時、私は「できる人／できない人」という「能力」

の視点から看護を見ていたのだと思います。それに対して、その実習の先生は「いい看護か、否か」という「行為」あるいは「出来事」の視点で看護を見ていたと思います。その時の私は、この視点の違いがはらむ何か重要なものに気づかされたように思い、それゆえ、いまでもよく覚えています。ただ、それが何かということは、まだ考え続けているところで、うまく言葉になってはいませんが。

　現在、何かと人の価値を「能力」で測るところがあるように思います。そして教育も「……ができるようになる」と「能力」の涵養を目ざす枠組みで構築されてきているように思います。医療倫理もその例外ではないでしょう。ある一定の訓練なりで「能力」が身につき、それでもってなんらかの課題の解決ができるようになる、というストーリーを否定するつもりはありません。身体的な技能の場合は概ねこのストーリーどおりにいくでしょう。しかし、他者とのコミュニケーションにかかわる事柄、まさに臨床の実践や倫理が問われるような場合は、「能力」のストーリーが妥当するのかというと、議論の余地あり、と思います。むしろ、実習の先生が言ったような「いい看護」という出来事に実際に身を置く、という「経験」が力を持つのではないか。「十分な倫理的思考を行ったものは、自然に謙虚になりよき対話者になる」という浅井氏の信念を、私も信じています。

【本論文献】

1) モデル・コア・カリキュラム改訂に関する「連絡調整委員会」「専門研究委員会」：医学教育モデル・コア・カリキュラム（平成28年度改訂版）（案），2016年12月14日.

2) 日本医学教育学会 倫理・プロフェッショナリズム委員会編：臨床倫理教育パッケージ.
（http://jsme.umin.ac.jp/PracticeResearch/pro/18.pdf）

3) 伴信太郎・藤野昭宏編：医療倫理学教育の歴史的意義と課題—その源流、展開、現在，シリーズ生命倫理学 医療倫理教育，丸善出版，p.1-23，2012.

4) 児玉知子，浅井篤，板井孝壱郎：医学部における医療倫理教育の現状について—全国医学部調査より—，医学教育，40(1)，p.9-17，2009.

5) Divya Yerramilli：On cultivating the courage to speak up：The critical role of attendings in the

moral development of physicians in training, Hasting Center Report, 44, p.30-2, 2014.

6) 道和百合：「病院倫理委員会の教育研修の現状に基づいた教育研修方法の確立」研究報告書（平成27年2月）, 2015.

7) マックス・H・ベイザーマン，アン・E・テンブランセル著，池村千秋訳：倫理の死角 なぜ人と企業は判断を誤るのか，NTT出版，2013.

8) 浅井篤，板井孝壱郎，ブライアン・スリングスビー：医療系学生に対する生命倫理学教育と倫理的態度の不一致，臨床倫理学（Clinical Ethics），3，p.80-89，2004.

【コメンタリー文献】

1) AJ. Davis et al, 小西恵美子監訳：看護倫理を教える・学ぶ 倫理教育の視点と方法，p.142, 日本看護協会出版会，2008.

2) Walker MU：Keeping Moral Space Open：New Images of Ethics Consulting, The Hastings Center Report, 23(2), p.33-40, 1993.

3) 前掲書1），p.80.

3
健康格差をこれ以上拡げないために今後の日本の医療制度はどうあるべきか

浅井 篤 東北大学大学院医学系研究科・医療倫理学分野　教授

はじめに

　個人の置かれている社会経済状況が、住む家や食べ物、医療へのアクセスなどの健康状態を左右する要素を決定し一生にわたって健康に影響を与えている[1]。本稿の問いにある健康格差は、収入、教育歴、職業などの社会経済的要因による人々の健康の格差、いわゆる「健康の社会的格差」と定義される[2]。今回は、健康格差拡大の問題点を確認したうえで、我が国の健康格差をこれ以上拡げないために、今後の日本の医療制度はどうあるべきかを検討する。

健康格差は小さいほうがいい

　なぜ健康格差の存在は好ましくないのか。格差そのものが社会の平等性を損なっているという立場がある。格差によって人々の間に嫉妬、憎悪、被差別感情など陰性感情が高まり、社会全体が不穏になるという考えもあるだろう。健康格差の底辺にいる人々の劣悪な健康状態が受け入れがたいとも主張できる。カワチは健康格差が拡大することで、国民の平均的な健康状態、地域の環境、持たざる者から持つ者への心理等が悪化し、その格差は次世代にも引き継がれると述べている[1]。一方、「格

差それ自体が我々の健康に悪い」「正義は我々の健康によい」という見解に懐疑的な論者もいる[3,4]。

　筆者は健康格差によって種々の悪影響が生じるという主張の根拠の強さの問題や異論の存在にかかわらず、健康格差は小さいほうが好ましいと考えている。資本主義社会では所得格差が生じるのは避けられず、我々の健康状態はその影響を受けることは避けられないかもしれないが、健康についての格差は大きくないに越したことはない。なぜなら健康は誰にとっても大切なものだからである。もちろん我々は健康になるために生きているわけではなく、また健康状態が思わしくなくても幸せで有意義な人生を送ることは可能だろう。しかし、健康であったほうがそうでない場合と比べ、幸福な人生を送る困難さが減じるのではないだろうか。

　重大な疾患を抱えているより健康なほうが、健康長寿を実現しやすい。そして人々が可能な範囲で皆より健康であるためには、質の高い医療と医療へのアクセスの自由が必須である。筆者は医療は特別であり、医療が特別なのは健康と命が特別に大切なものだからだと思っている。「お金がないから病院に行けない」「病気になったら破産した」「病気になって失業した」「お金がないために死んでしまう」等の状況は悲劇であり、社会としてぜひ避けなければならない。少なくとも筆者はそのような人々が数多くいる社会には住みたくない。我が国から公的医療制度が失われたら、経済的理由によって一部の人々の医療へのアクセスが確実に悪化し、享受できる医療の量も質も低下するため、結果的に健康格差は拡大するであろう。現在の自己負担額でも医療費の支払いが大変で、医療機関への受診を差し控える人々がいる状況である。完全に格差をなくすことができるとか、あらゆる格差が不正だとか主張する気はないが、将来の格差拡大は防ぐべきであろう。

回答：我が国の公的医療制度である国民皆保険制度を堅持するべき

　今までの議論を踏まえ、「健康格差をこれ以上拡げないために今後の日本の医療制度はどうあるべきか」という問いに対して、筆者は、我が国の公的医療制度である国民皆保険制度を堅持すべきだと回答する。現在の制度は完璧でも万能でもないことは承知しているが、健康格差を拡大させないためには、誰もが安心して医療機関を受診でき一定の質の医療が受けられる公的医療が必要不可欠であろう。以下では、現在の国民皆保険制度存続の危機に言及し、公的医療制度を堅持するための対応方針を検討する。

我が国の国民皆保険の存続に対する懸念

　近年、医療費がこのまま高騰し続ければ、近い将来に現行の国民皆保険制度が崩壊するという危惧がよく聞かれるようになってきた。特に最近は保険収載された新薬の薬価に注目が集まり、その使用で我が国の医療費が、社会が支えきれないほどに高くなるという議論が巻き起こっている。

　しかし近年の医療費高騰にはほかにもさまざまな原因がある。人口の高齢化と重症疾患患者の増加、および医学の進歩と医療の高度化が医療費を押し上げているのは間違いない。医療側の防衛的な態度に起因する過剰診断や収益アップのための過剰治療、不適切な多剤処方も原因になる。患者側の重複受診、治療中断のための重症化や合併症発症、コンビニ受診、必ずしも医学的に必要のない検査や治療の要求も一因かもしれない。国の政策による「過剰」健診と偽陽性結果に対する精密検査の増加も無視できない。高度先進生命維持装置の中断が適切にできない状況が今もって続いていることも関係しているかもしれない。社会の「医学

万能主義」が高度先進医療技術の過剰に積極的な使用に拍車をかけている。最後に国民の医療費に対する意識の低さ、つまり医療にはお金がかかることを実感として認識していない人々の存在も関係しているのではないだろうか。

筆者は、国民皆保険制度は大変有難いものであり、失ってはいけない国民の公共財産だと考えている。相互扶助を基本としたセーフティネットを備えた共同体が望ましい社会のあり方であろう。

マーモーは「国民皆保険の正当化根拠は、それが公衆衛生の指標の改善を目ざすものだからという点に尽きるわけではない。我々が医療へのアクセスの平等に配慮するのは、広く信じられているように、病気やけがに伴う苦しみや痛み、不安、その他無数の事柄は、人の支払い能力に応じて異なるべきではない。（中略）そのような制度に反映され象徴されている平等主義的な理念——あるいは社会的な結束力や公平感——を一蹴することはできない」と述べている[4]。

２つの選択肢

しかし前述したように、今のままではその存続は困難かもしれない。思い切った改革が必要であり、そのためにはつらい選択をしなくてはならない。桐野は次のように述べている。医療の三要素はコスト、アクセス、クオリティからなっている。三要素全部を同時に高い基準で満たす制度は実現できない。税金の安い小さな政府で手厚い社会保障を期待する、総医療費を抑制しながらいつでもどこでも最善の医療が受けられることを当然とするのは不可能である。よいところだけをつなぎ合わせた制度にする「いいとこ取り」の制度改革はありえない[5]。したがって我々は児玉が言うように二つに一つを選ばなくてはならない。

彼は我々が待ったなしで選ばなくてはならない医療制度に関する選択

肢を2つあげている。1つは自由と自己責任を強調し民間医療保険を一層導入する「低負担・低福祉の国」となること、もう1つは、これまで以上に社会保険料および税金を支払い、国民皆保険を維持する平等と社会的連帯を強調する「高負担・高福祉の国」になることである。後者には「平等は価値あるものである」および「困ったときはお互いさまの精神で助け合う社会的連帯」という考え方が存在する[6]。筆者は上述の如く国民皆保険堅持派なので、平等と社会的連帯を強調する「高負担・高福祉の国」を選択したい。

対応策

　可能な限り長く我が国の国民皆保険制度を存続させ、子どもや孫世代がお金がないために健康を損ねる事態を避けるためにはどうしたらいいだろうか。画期的な妙案はないが、やったほうがいいこととやってはいけないことをあげてみる。第1に受診抑制的にならないように、医療の公共性に関する啓発活動が必要だ。市民が公共財産を守るために、その大切さと有難さを自覚できるようにしなければならない。我々は半世紀以上国民皆保険制度下で生きて、それが普通で当然になってしまった気がする。日本の医療は憲法第25条（生存権）に基づく社会保障の一環として国民皆保険制度の下で行われ、また高額医療に対する補助金制度もあり、患者やその家族が個人的に負担する医療費には上限が設けられている。保険証一枚で全国どこの医療機関でも一定水準の医療が受けられる日本の医療制度は、世界の賞賛の的だが、その価値を意識している国民がどれだけいるか疑問視されている状況がある[7]。
　第2に威圧的なヘルシズム（健康至上主義）に陥らないように配慮しつつ、早期介入で本当に予防できる疾患を予防することが重要だろう。地域のかかりつけ医（外来担当医）制度をしっかり確立することも非常

に大切である。良質の医療には継続性と安定した患者・医療者関係が欠かせない。第3に「モッタイナイ」ことはやめた方がいい。この世の誰も喜ばなくなったら「医療のやめ時」だろう。異論はあるだろうが、無駄遣いは避けなくてはならない。第4に根拠に基づく医療（EBM）は大切であり、治療効果がないと判明した医薬品や医療機器は遅滞なく保険収載から外すべきではないだろうか。第5に医師が「薬局」にならない、つまり患者が欲しがる薬はすべて出すようなことは控えなくてはならない。無用な医療のリクエストに対しては、「言うは易し、行うは難し」なのは重々承知しているが、薬ではなく説明で対応すべきだろう。

　最後に賛否は分かれており種々の問題点はあるが、しっかりと考えなければならない方策として、自費で支払うべき診療行為を指定する、所得や状況を勘案した上ですべての関係者に応分の負担を求める（保険料を引き上げる、窓口支払額（自己負担額）を増やす、税金を引き上げる、薬価を下げる、医療機関が受け取る診療報酬を下げる等）、保険収載判断への費用対効果分析の導入、個人に対する特定医学的介入の提供上限の設定、新規保険収載認定見合わせ、そして充実した公的医療を確保した上での自由診療導入などがあるだろう。これらを実施するにあたっては、当然ながら、正当な手続きを経て慎重に検討・決定されたポリシーを定めて、事前に公表しておくことが必須である。

　我々はしばしば非合理的・感情的で矛盾に満ち、自己利益志向であり、限定的な利他性しか持ち合わせていない。立場が変われば主張を変える。我々の行動動機には、不安、恐怖、根拠の有無に関係ない希望や期待が含まれる。我々の意向は不安定で、自分のことはしばしば「棚に上げる」。誰にとっても理性的で首尾一貫した自己利益に左右されない判断（つまり倫理的判断）を行うことは非常に難しく、孔子のような有徳者は滅多にいないだろう。とはいえ、それなりの連帯意識、思いやりや共感性、惻隠の情も持っている。共同体の一員として、真剣にこれからの医療の

あり方を考えなければいけない。

おわりに

　健康格差拡大を防ぐためには国民皆保険堅持が必須だが、その存続は簡単ではない。我々は公的医療の重要性を認識して、医療に関する我々の哲学を明確にして今後対応していかなくてはならない。同時に恣意的な高齢者差別や不確かな自己責任論で公的医療へのアクセスを制限することは決して許容されない。1 人を助けるために 10 人が犠牲になるような医療も許されないと思う。個人の自由も不適切に制限されてはならない。我々は健康格差の拡大を防ぎつつ、社会的連帯と自由がバランスよく両立した社会を目ざすべきだろう。

コメンタリー1　小西恵美子
　浅井氏の、健康格差をこれ以上拡げないための「国民皆保険制度の堅持」を強く支持します。格差はすでに拡がっており、氏の「対応策」は重要で急を要します。ただ、提案には医師以外の職種への言及がありません。医療の権限が圧倒的に医師に集中している日本では、他の職種は健康格差の低減に寄与しえないのでしょうか。
　はるか昔、私たち医学部衛生看護学科の学生は保健所実習で被差別地区へ行きました。地区を覆う悪臭、シーツなしの古布団にくるまる病人……。日本にこういう所があるのかと、極度の衝撃を受けました。時を経て、アメリカの看護大学で 6 カ月間学んだ時、地域看護学実習で貧困生活者の家を何軒か訪問しました。3 畳あるかと思うほどの室内、悪臭、横たわる病人。日本と同じ光景がここにもありました。それでも、先生に促され、学生は「健康ニーズ」を知ろうと住人に近づき、傾聴、浮腫のアセスメント、与薬などの看護をしました。日本とアメリカ、両者に

数10年の時間差があっても、双方の活動には共通点がありました。社会の弱者— Vulnerable people[1]、そこに行って手を差し伸べる— Outreach、そしてこれらをつなぐ思いやりの心— Compassion[2]。この3つは、看護が伝統的に価値を置き、実践してきたことです。健康格差をなくす／小さくすることは看護の目標であり、看護師は伝統的にこれに力を尽くしてきました。日本の看護師も本来、もっと貢献することができるでしょう。看護師の実践範囲と権限が諸外国並みであるならば。

東徹医師（精神科）は、医師以外の職種のなかに医師以上の能力を秘めた者がいると感じる時があるものの、医師の権限が余りにも大きいことに問題意識を持ち、実質的に看護師と薬剤師のみで立てた治療方針を実行して重症患者の回復に成功し、退院に導くことができた症例を報告しています[3,4]。患者にも、かかわった医療者全員にも、ポジティブな体験が得られたことを記し、さらに次のように述べています。

- ・北米や韓国等にはナースプラクティショナー（NP）制度があり、その診療能力は、患者満足度、入院率、死亡率に関し、医師よりも有意に高いことを示す報告がある。他方日本は、看護師の特定行為研修制度が始まったところだが、与えられる権限は極めて限定的だ。
- ・看護師、薬剤師をミニ医師にせよというのではない。現状の権限の小ささでは、その職種本来の専門性すら発揮できないことが問題なのだ。

健康格差の低減には、医師とそれ以外の職種との間の「権限格差の低減」が不可欠と考えます。

コメンタリー2　江藤裕之

「ハーバード白熱教室」で有名になったマイケル・サンデル教授は、経済格差が問題になる背景には、世の中が「市場経済」から「市場社会」に移ってしまったことがあると指摘しています。「市場経済」とは、市

場にてモノやサービスを売り買いする経済活動のことで、その手段・道具となるのがお金です。つまり、物々交換から貨幣を媒介とする経済活動への変化です。それに対し「市場社会」とは、すべてのものに値がついてしまうこと、つまり、お金で何でも買えてしまう社会のことです。

サンデル教授は、「こんなものまでお金で買えるのか」と驚いてしまう例をたくさんあげて市場社会の弊害を述べていますが[5]、贅沢品がいくら高くても問題はないが、私たちが公平によい生活を維持していくための必要不可欠なものに価格の高低がついてしまうのは、問題であると論じています。特に、食品、医療、教育などです。

日本に住んでいる私たちは、我が国の国民皆保険制度の恩恵をすべからく受けています。健康格差をなくし、アメリカのように医療の質までもお金で決まってくるような社会にしてはいけません。その意味で、本稿に書かれている浅井氏の考えに、私は全面的に賛成します。とりわけ、「医療の公共性に関する啓発活動」は重要だと思います。医療行為に対する「自己利益に左右されない判断（つまり倫理的判断）」こそ私たちが考えなければならないことではないでしょうか。

病院（特に歯科）を受診すると、必要な治療だけでなく、もちろん、予防という視点からでしょうが、何かいろいろな検査というか治療という理屈をつけて、患者を囲い込んでいるんじゃないかな、患者を離さないようにしているんじゃないかなと勘繰ってしまうようなことが時々あります。さしあたり不要なことも、大部分は保険（国）が負担してくれるので気にならないようです。また、大量の薬を処方したりするのもどうかなと思うこともあります。浅井氏が述べるように、「所得や状況を勘案した上ですべての関係者に応分の負担を求める」ことは必要なのではないでしょうか。特に、無料はよろしくないと思います。高齢者にしても、生活保護受給者にしても少しは支払うべきでしょう。健康格差が生じないようにするためにも日本の健康保険制度は死守しなければなり

ません。そのために、各自が応分の負担をするという痛み分け（という言葉は不適切かもしれませんが）が必要なのではないでしょうか。少しでも負担をすれば、それなりに自分が受けている治療の内容の質についてチェックも厳しくなるでしょう。それにもまして、患者の無知や無関心に付け込めないようにすることが大切だと思います。

【本論文献】

1) イチロー・カワチ：命の格差は止められるか ハーバード日本人教授の、世界が注目する授業, 小学館101新書, 2013.
2) 川上憲人, 橋本英樹：社会階層と健康への学際的アプローチ, 社会と健康 健康格差解消に向けた統合科学的アプローチ（川上憲人, 橋本英樹, 近藤尚己編）, 東京大学出版会, p.1-20, 2015.
3) ノーマン・ダニエルズ, ブルース・ケネディ, イチロー・カワチ著, 児玉聡監訳：健康格差と正義——公衆衛生に挑むロールズ哲学, 勁草書房, p.3-37, 2008.
4) テッド・マーモー（田口空一郎訳）：政策上の選択, 健康格差と正義（ノーマン・ダニエルズ, ブルース・ケネディー, イチロー・カワチ著, 児玉聡監訳）, 勁草書房, p.59-66, 2008.
5) 桐野高明：医療の選択, 岩波新書, p.27-35, 2014.
6) 児玉聡：貧富の格差が進む日本で、医療および医療制度のあり方はどう変わるのだろうか？, 少子超高齢社会の「幸福」と「正義」——倫理的に考える「医療の論点」（浅井篤・大北全俊編）, 日本看護協会出版会, p.124-135, 2016.
7) 堤未果：沈みゆく大国アメリカ, 集英社新書, 2014.

【コメンタリー文献】

1) Locsin R.C. et al.（ed）：Contemporary Nursing Process：The（Un）Bearable Weight of Knowing Persons Pang S.M.C., Yahiro M., Chan HYL. Knowing the Patient and Being a Good Nurse, Springer Publishing, NY, USA, p.445-461, 2009.
2) 小西恵美子編：看護倫理 よい看護・よい看護師への道しるべ 改訂第2版, 八尋道子, コンパッション—思いやりの心, 南江堂, p.57-61, 2014.
3) 東徹：医師以外の職種が主体的に治療方針を提案する新たなチーム医療の試み〜医師の観点から, 病院・地域精神医学, 59（3）, p.275-278, 2017.
4) 東徹：医師以外の職種が主体的に治療方針を提案する新たなチーム医療の試み 看護師や薬剤師への不満がきっかけでした, 日経メディカル, 2016年11月9日.
（http://medical.nikkeibp.co.jp/leaf/mem/pub/opinion/orgnl/201611/548933.html）
5) Michael J. Sandel：What Money Can't Buy —— The Moral Limits of Markets, Penguin, London, UK, 2012. ［マイケル・サンデル：それをお金で買いますか：市場主義の限界, 早川書房, 2012］

4
出生前診断、特にNIPTは社会にどのような影響を与えるか

神里彩子 東京大学医科学研究所先端医療研究センター生命倫理研究分野　准教授

はじめに

　「妊娠2・3・4カ月のやっていいこと、ダメなこと最新282」(『初めてのたまごクラブ』2017年春号)、「妊娠2・3・4カ月初期妊婦さんに贈る─妊娠中の「OK」「NG」ギモン解消184」(『妊すぐ』2017年春号)。妊婦さん向けの雑誌の表紙は、笑顔の妊婦モデルの写真とともにこのような元気な赤ちゃんを産むための見出しで彩られている。健康な赤ちゃんを産みたい、赤ちゃんの健康に少しでも悪いことはしたくないという思いは、妊婦とそのパートナーが自然にいだく原初的な願いといえるだろう。

　この願いとイコールではないが、表裏の関係にあるのが「健康でない赤ちゃんは産みたくない」という願いである。人類史のごく最近まで、子どもの先天性異常の有無は出産して初めてわかるものであった。しかし、1960年代に母胎内にいる胎児の先天性異常を診断できる出生前診断技術が登場し、異常が発見された場合に人工妊娠中絶を行うことでこの願いを実現させることができるようになった。先天性異常を持つ子どもを人工妊娠中絶することは、妊婦らの原初的な願いを間接的に叶える行為として許容される行為なのか。本章ではこの点について考えていきたい。

出生前診断とは

　出生前診断とは、母胎にいる胎児について先天性の疾患や奇形、染色体異常がないかどうかを調べる検査・診断の総称である。主たる方法は、確定的検査法である羊水検査および絨毛検査、非確定的検査法である超音波検査、母体血清マーカー検査、そして新型出生前診断であり、**表1**のとおり、それぞれ特徴がある。非確定的検査において胎児が先天性異常を有する確率が高いとの判定がでた場合には、確定的検査を受けることになる。

表1　出生前診断の種類

	超音波検査	母体血清マーカー検査	新型出生前診断（NIPT）	羊水検査	絨毛検査
方法	妊婦の腹部に超音波をあてる	妊婦から採血	妊婦から採血	妊婦の腹部又は膣に針を刺し羊水を採取	妊婦の腹部又は膣に針を刺し絨毛を採取
胎児へのリスク	なし	なし	なし	流産率0.3%程度	流産率1%程度
検査対象疾患	胎児の形態より21, 18, 13トリソミー	21, 18, 開放性神経管奇形（二分脊椎、無脳症）	21, 18, 13トリソミー	染色体異常全般	染色体異常全般
検査時期の目安	11～13週頃	15～18週頃	10～18週頃	15～18週頃	11～13週頃
費用の目安	2～3万程度	1～2万程度	20万程度	10万程度	10～20万程度
検査の性質	非確定的検査	非確定的検査	非確定的検査	確定診断	確定診断
結果が分かるまでの期間の目安	即時	1～2週間	2週間	2週間	2週間

このなかの「新型出生前診断」は近年登場した検査法で、正式名称は
「無侵襲的出生前遺伝学的検査」(non-invasive prenatal genetic test：
以下、NIPT) である。この検査法は、今後、急速に普及する可能性が
ある。そこで、NIPT はどのような検査で、どのような特徴があるのか。
次に見ていこう。

NIPT とは

　NIPT とは、妊婦の血漿中に含まれる母体由来の DNA 断片と胎児由
来の DNA 断片を次世代シーケンサーを用いて染色体ごとに分類し、染
色体ごとの DNA 断片数を正常群のものと比較することで胎児の異常を
統計学的に予測する検査である。2011 年、米国のバイオ企業・シーケ
ノム社が 21 番染色体の異数性を検査する NIPT を「MaTerniT®21」と
いう商品名で発売し始めたことで登場した。
　NIPT の特徴は主として 2 つある。1 つは、検査は妊婦からの採血の
みと簡便で、流産のリスクがないことである。正式名称にある「無侵襲
的」という表現は胎児に侵襲がないことを示しているのだ。2 つ目は、
非確定的検査法ながら、陰性的中率（陰性と判定された場合に、実際に
当該疾患に胎児が罹患していない確率）は 99.9％であり、母体血清マー
カーに比べ格段に精度が高いことである。このような特徴より、妊娠率
の低下と先天性異常発生率の上昇という状況にある高齢妊婦層からの
ニーズは高い。そして、このようなニーズを背景としてシーケノム社以
外の企業も複数 NIPT 市場競争に参戦しており、自社商品の優位性を獲
得するために精度の向上、検査対象の拡大を目ざした開発競争が繰り広
げられている。

日本における NIPT の実施状況

　米国では、NIPT は臨床検査として一気に普及した。しかし、日本では日本産科婦人科学会による「母体血を用いた新しい出生前遺伝学的検査に関する指針」(2013 年 3 月)、および、関連 5 団体（日本医師会、日本医学会、日本産科婦人科学会、日本産婦人科医会、日本人類遺伝学会）による「母体血を用いた新しい出生前遺伝学的検査についての共同声明」に則って、2013 年 4 月から「臨床研究」として実施されている。臨床研究という枠組みで行うことになった理由は「NIPT に対する社会的な評価や反応を確認しながら、次のステップとして適切な検査・遺伝カウンセリング体制についてのコンセンサス形成を模索する」[1] ためで、いわばモラトリアムの設定が目的といえる。

　2013 年 4 月〜2016 年 9 月までに実施された検査結果は、**表 2** のように報告されている。

　NIPT で陽性の結果が出て確定診断検査に進んだ人は 673 人中 567 人で、そのうち真陽性と判断された人は 508 人であった。そして、その

表2　2013年4月〜2016年9月の検査結果

総症例数	37,506
陽性者数	673
確定検査実施数	567
真陽性数	508
偽陽性数	59
確定検査非実施数	106
妊娠継続	20（うち、確定診断非実施者が 7）
子宮内胎児死亡	103（うち、確定診断非実施者が 84）
妊娠中断	476
研究脱落	15

(NIPT コンソーシアム発表の表[2] を筆者が一部改変)

中で胎児死亡を経験した 19 人を除く 489 人のうち、人工妊娠中絶を選択した妊婦は 476 人、つまり約 97% であった。圧倒的に「産まない」を選択する人が多いことがわかる。

NIPT の倫理的懸念事項

日本では年間約 18 万件の人工妊娠中絶が実施されている現実があり、また、羊水検査は半世紀前から行われている。その中で、NIPT の倫理的懸念事項はどこにあるのだろうか。以下考えていこう。

1) 日本産科婦人科学会指針で提示された懸念事項

上記、日本産科婦人科学会による「母体血を用いた新しい出生前遺伝学的検査に関する指針」(2013 年 3 月) では、NIPT の倫理的懸念事項として、次の 3 点を挙げている。

①妊婦が十分な認識を持たずに検査が行われる可能性があること

②検査結果の意義について妊婦が誤解する可能性のあること

③胎児の疾患の発見を目的としたマススクリーニング検査として行われる可能性のあること

である。NIPT は妊婦の採血のみで済むため「一応受けておこう」という程度の軽い気持ちで受けることができる検査である (上記懸念事項①③)。そして、それゆえに、検査についての説明も簡便なものになってしまう可能性がある。しかし一方で、いざ陽性の結果が出た場合には、妊娠を継続するかという重い決断を迫られることになる。よって、陽性の結果が出ることも想定した説明が妊婦やパートナーに提供されるべきである。そして、検査結果が出た後も、次の行動をどうするか決められるよう、結果の解釈について専門家から説明がなされる必要がある (上記懸念事項②)。

このようなことから、同指針では、臨床遺伝専門医による遺伝カウンセリングが適切に実施できると認定・登録された施設にて NIPT が実施されること、そして、NIPT 実施の前後に、妊婦にカウンセリングが提供されることを求めている。

2）その他の倫理的懸念事項

　しかし、はたして NIPT の倫理的懸念事項は上記 3 点のみなのだろうか。少なくとも上記①②の倫理的懸念事項は、妊婦およびパートナーの自己決定権についての懸念事項であったといえる。しかし、NIPT の実施に利害関係を持つのは妊婦およびパートナーだけではない。検査対象となる胎児はもちろん、NIPT の対象となる疾患に現に罹患している人、また、社会にも影響を及ぼすことになりかねない。これらについて考慮すべき倫理的懸念事項はないのだろうか。

　イギリスでは、生命倫理政策に関する助言等を政府に行っている組織「ナッフィールド生命倫理評議会（Nuffield Bioethics Council）」が 2017年に報告書「無侵襲的出生前遺伝学的検査：倫理的課題」を発表し、その中で、それぞれの立場についての懸念事項を考察している。これを参考に、我が国において考慮すべき懸念事項を以下のようにまとめてみた。

（1）検査対象となる胎児に対する倫理的懸念事項

- NIPT が普及することで、以前よりも検査対象となる胎児が増える
- 妊婦およびパートナーが人工妊娠中絶を受けると決定した場合、胎児の生命自体が消失する
- そもそも、遺伝子検査を受けるか否かは通常本人が決定することだが、胎児についてはその決定の機会が奪われる

4・出生前診断、特にNIPTは社会にどのような影響を与えるか

(2) NIPT の対象疾患に現に罹患している人に対する倫理的懸念事項

- 当人が、自分と同じ疾患の患者の生命の価値を否定するものとして NIPT を捉えた場合、NIPT が実施されること自体が精神的負担となる可能性が生じる
- NIPT が広く普及した場合
  - ▷当人や家族に対する差別や偏見が生じる可能性がある
  - ▷当該疾患の研究や治療法の開発、また、社会的支援が縮小し、それにより不利益が生じる可能性がある
  - ▷当該疾患を理由とした中絶件数の増加に伴い患者数が次第に減少すると、差別や偏見が強まる可能性が生じる

(3) 社会に対する倫理的懸念事項

- NIPT が広く普及した場合
  - ▷NIPT を「受けない」という選択を妊婦やカップルがしづらくなる
  - ▷そのような中、判定結果が合否判定のような感覚になる可能性が生じる
  - ▷次第に、疾患や障害を持つことへの社会の認識が変化し、疾患や障害を持つ人の生命を価値のないものと考える優生思想につながる可能性が生じる
  - ▷疾患や障害を持つ子どもを産むことが否定的に捉えられるようになる可能性が生じる
  - ▷疾患や障害を持つ子どもを産むことに伴う負担は中絶をしなかった女性やカップルの自己責任で対応すべきものであり、疾患や障害を持つ人に対する支援は国の責務ではないとする考えが

広がる可能性が生じる

- NIPT に公的資金が投入された場合、どの疾患の検査費用を補助対象にするか政策的判断がなされるようになり、国として排除する疾患が明確になる可能性が生じる
- 反対に、NIPT が市場経済で発展すると、企業の営利追求の思惑の下で NIPT が拡大する可能性が生じる
- NIPT の検査結果が教育や保険等の提供基準に利用されるようになり、それを理由に提供を受けられる人と受けられない人の区別が出てくる可能性が生じる
- さらに、NIPT の対象が疾患以外の非医学的特徴にも拡大した場合、
  ▷経済力のある女性やカップルのみが非医学的特徴に関する NIPT を利用するようになり、社会に影響を及ぼす可能性が生じる
  ▷NIPT を用いて「完璧な赤ちゃん」を望むようになり、子どもの生来的な能力を正しく評価できなくなる可能性が生じる
- 長期的に見て、人類の遺伝的多様性によってもたらされる生物学的利益を脅かす可能性が生じる

　上記倫理的懸念事項の多くは不確定なことであるため、今のところ「可能性が生じる」にすぎない。しかし、NIPT はその簡便性と精度の高さ、そして、検査可能な対象の拡大が確実と考えられることから、社会に大きな影響を及ぼしうる技術である。単なる「可能性」として軽視できるものではないだろう。

結語──私たちにとって幸せな社会とはどのような社会だろうか？

　2016 年 7 月 26 日、神奈川県立の知的障害者福祉施設「津久井やまゆり園」に、同園の元職員 A が侵入し、施設利用者を刃物で切りつけ、

男女 19 人が死亡、男女 27 人が負傷するという凄惨な事件が発生したことは記憶に新しい。報道によると、A は、「障害者は不幸しかつくれない。いない方がいい」という思想に突き動かされて事件を起こしたという。A という凶悪な人物による特異的な犯行として、この事件を片づけてよいのだろうか。

「人」の殺人と「胎児」の堕胎・中絶とは、刑法上の量刑を見ても同じではない。また、人工妊娠中絶を受けることを決定した女性やカップルは、さまざまな葛藤や苦悩を抱えながらの決断であったと思われ[4]、それを非難することはできないだろう。本節冒頭の問いに答えるならば、妊婦らの原初的な願いを間接的に実現させる苦渋の選択として許容される行為ということになるだろう。しかし、他方で、社会が疾患や障害を理由とした人工妊娠中絶を肯定的に捉えたり、推奨するようになった場合、そこに A の思想と同根の思想はないだろうか。

先天性の疾患を持たないで産まれてきたとしても、私たちの多くは、人生のある時点で、大きな病気にかかったり、障害を持つことを経験する。また、遺伝学的検査の普及により、今後、自分の遺伝子の「異常」を知る機会も増えるだろう。そうした中、疾患や障害を持っている人を排除するという思想は、自分自身も社会から排除される立場になるかもしれないという極めて緊張感の高い社会をつくり出すことになりかねない。私たち、そしてその後の世代は、そのような息苦しい社会を望んでいるのだろうか。私たちにとって生きやすい社会とはどのような社会か。出生前診断の許容性については、出生前診断特有の倫理的懸念事項の考察とともに、このような大きな視点をもって議論すると答えが見えてくるだろう。

コメンタリー1　浅井 篤

少し過去を振りかえるだけで、我々の行ってきた人種差別や医療関連

差別の歴史が明らかになります。我が国にはハンセン病患者差別にHIV患者差別、先住民差別があります。部落問題もあります。私は我々の内面には優生主義的な傾向性が潜んでいるのではないかと感じています。我々は肌の色が違うとか病気があるというだけで平気で扱いを変えてしまいます。誰もが自分が差別を受けるのはいやに決まっているのに、他者を差別するのです。NIPTで陽性結果を得たカップルの97%が最終的には人工妊娠中絶を選択したという記事を見たときは、「えっ、こんなに多くの人々が」とかなり衝撃を受けました。しかし同時に「ああ、日本人もほかの国々の人々と変わらないのだ」という感慨も抱いたことを憶えています。記述倫理と規範倫理は違います。97%が中絶するからといって、中絶することが適切だとはまったくいえませんが、しかしこの97%という圧倒的数値をまったく無視した倫理的考察もありえません。彼等を一方的に差別主義者ということはまったくできないし、この選択的中絶は上述の現在進行形で生きている人々への差別と同じなのでしょうか。よくわかりません。

　NIPTが広く普及した場合、女性またはカップルがNIPTを受けないという選択が難しくなるという指摘は重大です。みんな受けるから自分も、自分が受けるからあなたもというプレッシャーがどんどん高まるでしょう。私はNIPTの活用についてそんなに反対ではありませんが、検査を受けたくもない人が受けるように威圧されるような事態は許せません。そして「判定結果が合否判定のような感覚になる可能性」はもはや可能性ではなく、すでに日常的に他領域で起きています。血糖値、脂質の値、体重など、メタボを非難する風潮下では、健診結果は学力試験の点数のようなものです。結果が悪ければ先生に叱られる。何かにつけて評価され、序列化され、扱いが変わる世界は不健全だと思います。したがってNIPTの拡大によって息苦しい社会になるという指摘は極めて正鵠を得ています。すでに十分息苦しいことになっているのです。

本章で指摘されている数多くの倫理的懸念は異なる領域にもそのまま当てはまります。例えば患者本人が預かり知らぬうちに検査が行われてしまう事態は、HIV 感染症や遺伝子検査でも生じたでしょう。これからも採血 1 本という簡便さを理由に気軽そして安易に、人生を左右する検査が行われかねません。NIPT に限らず十分な注意が必要でしょう。

コメンタリー 2　大北全俊

　出生前診断とその診断をもとに行われる選択的中絶は、優生学・優生思想と関係づけられ、これまでに国内外で多く論じられてきたテーマです。1996 年に母体保護法と改正されるまで、主に中絶や不妊手術（優生保護法では「優生手術」と呼ばれていました）の可否を規定する法律の名前が「優生保護法」だったことも、知っている人は多いでしょう。優生思想とは何か、ということは、優生保護法の第 1 条に記されている「目的」と、それが国家の法律として存在していたということ自体がその実態を物語っています。「優生上の見地から不良な子孫の出生を防止」することを目的とし、その目的に基づいて優生手術や中絶の可否が法律で規定されていました。「不良」に該当するものとして、「遺伝性疾患」や「精神病」があげられていますが、法の規定にない身体障害者も優生手術の対象となったという報告もあります。まさに、国家の法に基づいて「障害者」の出生の防止が公にすすめられていました。

　しかし、日本で出生前診断にもとづく選択的中絶が本格化したのは、むしろ優生保護法が廃止され、母体保護法に改正されたあたりからと言えるかもしれません。妊婦の血液検査で胎児の染色体異常の可能性を調べる検査が普及されるにつれて、選択的中絶は増加しているようです（朝日新聞 2012 年 4 月 5 日の記事より）。

　優生思想を掲げる法律もなくなり、障害を理由に中絶や不妊手術が強いられるようなことは表向きなくなりました。しかし、実態としてはよ

り広範に、かつ確実に「障害」をもっている胎児の出生が抑えられています。個人の自己決定で選択的中絶をすることを、個々人が優生思想を内面化したものだと告発する声もあれば、優生思想とは関係ないという意見もあります。さらには、そもそも「優生思想」は悪いことなのか、という意見もあります。

　優生保護法下で行われていた強制的な不妊手術や中絶は、障害をもつひとへの差別でありかつ暴力でした。では選択的中絶は？　それは誰に対する差別であり、暴力であるのか。さらにもし技術が進み、映画『ガタカ』のように受精卵そのものを障害のないように改変できるとすれば、それも倫理的に問題なのか？　ただ、漠然と、直感的に思うことは、そのように障害の有無をコントロールできるようになること、偶然の発生を排除すること、そうしてあらがいがたいことを引き受けることから一歩ずつ遠ざかるに従って、ひとは不可逆的に脆弱になるのではないかということです。

【本論文献】
1) 関沢明彦他：無侵襲的出生前遺伝学的検査の現状と今後，日本周産期・新生児医学会雑誌，50(4)，p.1202-1207，2014.
2) NIPTコンソーシアムの実績と報告（NIPTコンソーシアムホームページ）
　http://www.nipt.jp/nipt_04.html
3) 河合蘭：出生前診断―出産ジャーナリストが見つめた現状と未来，朝日新聞出版，p83-84，2015.

5
「医療にかかわる有害事象調査」による医療従事者の権利侵害

山崎祥光 弁護士法人御堂筋法律事務所 弁護士

過去の「医療にかかわる有害事象調査」による医療従事者に対する権利侵害

　過去に行われた医療にかかわる有害事象調査において、残念ながら、調査自体により、または調査結果の公表により、対象となった医療従事者が重大な権利侵害を受けるケースが少なからずあり、現在もそのような事態は起きている。

　いわゆる福島県立大野病院事件においては、帝王切開の術中に母体が死亡したケースで、病院設置者である福島県が「事故調査報告書」を公表し、胎盤剥離困難の時点で癒着胎盤と考えて剥離を止めるべきだったとして「医療ミスを認めて謝罪」した。この調査報告書をもとに刑事捜査が進められ、担当した産科医は業務上過失致死罪等で逮捕・起訴されるに至ったが、刑事訴訟においては癒着胎盤に関しても専門性を有する複数の専門家の意見も踏まえ、「胎盤剥離を中止するとの一般的あるいは通用性のある医学的準則はない」と判断し、産科医は無罪となった。少なくとも結果的には「医療にかかわる有害事象調査」により、医療従事者の権利が著しく侵害された典型的な例である。

　昔から、「後医は名医」とされ、倫理的にも、他の専門家をいたずらに批判することは避けるべきだとされている。医療の安全、患者の安全

と医療従事者の人権侵害のリスクの間で、どのようにバランスを取るべきであろうか。

本稿で検討する「医療にかかわる有害事象調査」

　患者に有害事象が生じた場合、患者・家族から苦情があった場合など、調査が行われることがある。これらの調査にはさまざまなものがあり、例えば目的の観点だけでも、医療安全の目的、紛争対応の方針決定の目的、事実関係の確認の目的などのバリエーションがある。

　これまでは、これらの調査は「医療事故調査」とひとまとめにされていた。しかし、平成27年10月に施行された医療法第6条の10第1項において、「医療事故」が以下のように改めて定義された。すなわち、医療法上の「医療事故」とは「当該病院等に勤務する医療従事者が提供した医療に起因し、又は起因すると疑われる死亡又は死産であって、当該管理者が当該死亡又は死産を予期しなかったものとして厚生労働省令で定めるもの」を指し、この「医療事故」に対する報告と医療安全の確保の目的での調査義務が課されることとなった。

　このため、本稿では医療法上の定義との混同を避けるため、「医療にかかわる有害事象調査」との名称を用いる。

「医療にかかわる有害事象調査」による名誉毀損の成立

　前述の医療従事者の権利侵害の1つの態様として民事上の名誉毀損が存在し、かつ、その点についての判断を示した裁判例もあるため、名誉毀損について取りあげて検討する。

1）名誉毀損罪の要件

公然と事実を摘示し、人の名誉を毀損した場合は、仮にその事実が実際に存在したとしても、名誉毀損罪として罪に問われうる（刑法第230条第1項）。ただし、公共の利害に関する事実に関するものであり、もっぱら公益を図る目的であり、かつ摘示した事実が真実であった場合には違法性が阻却される（刑法第230条の2第1項）。

なお、「人の名誉」とは、社会的評価を指し、社会的な評価が仮に真実あるべき評価よりも不当に高いものであったとしても保護される。

2）不法行為による損害賠償の成立

前項と同様に、人の社会的評価を低下させる行為は、民法第709条の不法行為として損害賠償の対象となりうる。また、この不法行為上の責任については、事実の摘示に留まらず、意見や論評であっても不法行為が成立しうるとされている。

3）「医療にかかわる有害事象調査」により医療従事者の社会的評価が低下するか

福島県立大野病院事件と同様、医療にかかわる有害事象調査により医療従事者が逮捕・起訴されたが無罪となるとの経過をたどった事件において、医療従事者が大学による名誉毀損がなされたとして損害賠償を求める民事訴訟が提起され、この点についての明確な判断が示されている。

すなわち、裁判所は「本件調査報告は、最も難易度の低い類型の手術において、原告の初歩的な過失に起因して、被害者の死亡という重大な結果を招いたという事実を指摘するものであるから、原告（医師）の社会的評価を低下させることが明らかである」としている（東京地裁平成22年8月24日判決、判タ1359号153頁。なお、この事件の控訴審においても、名誉毀損が成立することを前提とする和解が裁判所から提案

され、かつ、調査報告書の内容に誤りがあったことを大学側が認める内容の和解に至っている）。

　この裁判所の判断を見れば、（仮に事実であったとしても）医療従事者の医療内容に関して問題がある、過失があると指摘するような調査結果の公表は、少なくとも民事上は名誉毀損に該当しうるものであり、医療のレベルの評価を行って公表した場合にも、同様に社会的評価の低下として名誉毀損に該当しうるであろう。

4）公益目的での公表であれば許されるのか

　また、人命を守るため、公益のためであれば調査結果を公表することが許されるのではないか、と考える向きもあろうかと思われるので、参考となる裁判例を紹介する。

　すなわち、O–157による食中毒が生じ、感染源となった食材について、厚生労働省は特定施設から出荷したカイワレ大根が原因であると強く印象付ける公表を行ったことにつき、施設側が損害賠償請求をした訴訟での判決である（大阪地裁平成14年3月15日判決、判時1783号97頁）。

　この判決において裁判所は、「報告の公表が原告の名誉・信用を毀損する違法なものかどうかを判断するにあたっては、公表の目的の正当性をまず吟味するべきであるし、次に、公表内容の性質、その真実性、公表方法・態様、公表の必要性と緊急性等を踏まえて、本件各報告を公表することが真に必要であったかを検討しなければならない。その際、公表することによる利益と公表することによる不利益を比較衡量し、その公表が正当な目的のための相当な手段といえるかどうかを判断すべきである」との枠組みを提示し、公表内容が特定施設が出荷したカイワレ大根が集団感染の原因食材であることを強く印象付けるものであったこと、調査結果がそれを正当化するほど十分とは言えないことから損害賠償請求を認容した。また、施設側に反論の機会が与えられないまま公表

されたことも手続保障の観点から正当性に疑問が残ると指摘している。

　本件は国と一業者、という構図であるが、国や各種公的機関のみならず、任意団体である医師会、学会などによる調査公表においても、強い権威勾配が存在することを考慮すれば、調査の対象との関係で同様に法的責任が生じうると考えられる。

　人命のためだから、公益目的であるから公表が許される、などというものではなく、対象となる医療機関・医療従事者の権利を侵害するのであるから、双方の利益と不利益のバランスを検討し、かつ、手段の面でもバランスの取れたものとしなければならない。

「医療にかかわる有害事象調査」で何を注意すべきか

　以上を踏まえて、医療にかかわる有害事象調査を実施するに当たっての注意事項をまとめる。

1) 調査目的の明確化

　調査目的が何であるのかを明確化し、かつ何が目的であるかを常に意識することが重要である。

　実例として、医療安全が目的の調査であれば、原因の分析や再発の防止を図ることが必要で、過失を含めた法的責任の有無についての判断は不要であるが、この点を混同した調査・公表がなされることがある。

　無用な権利侵害が生じないために、原点をよく意識されたい。

2) 必要な能力を備えるメンバーによる調査

　過去の医療にかかわる有害事象調査では、調査内容の誤りや、当該分野での専門知識・経験が不十分なメンバーによる調査が根本的な問題となっていると考えられる。調査を行う場合には、医学的に正確な分析が

必須であり、当該分野の専門知識・経験があるメンバーを確保しなければならない。なお、医療安全が目的の調査であれば、医療にかかわった当事者自身が調査のメンバーとなることも十分ありうる。

3）事実の確認

事実誤認がある場合も、調査の正当性は全く期待できないから、事実の確認をすることは必須であり、原則として医療にかかわった当事者の全員から直接聞き取りを行うことが必要である。

4）適正手続（当事者の意見を聞く機会の確保）

前述のカイワレ大根に関する裁判例でも指摘されているが、他人の権利を侵害しうる場合には、その対象となる当事者の意見を聞く機会、反論を行う機会を与えることが重要である。

往々にして、医療にかかわる有害事象調査が原因でトラブルが生じるケースでは、当事者である医療従事者が置き去りにされ、一方的に責任を押し付けられている。他者に不利益を課す場合には、適正手続として、調査の内容を示し、反論の機会を与えるべきである。

5）根拠なき公表をしないこと

前述したように調査結果の公表については、対象となった医療従事者らの権利侵害になることから、非常に慎重な対応が求められる。法律上も、医療法上の「医療事故調査」においては医療事故調査センターへの報告の際に厳密な匿名化すなわち非識別化が求められ、遺族への説明の際にも医療従事者も匿名化するとされている。

個人が特定できる形での調査の公表、特に反論の機会を与えず対象者の社会的評価を低下させる内容の公表は権利侵害として違法となる可能性が高い。

最後に

　残念ながらこれまでも、医療にかかわる有害事象調査による医療従事者の権利侵害がなされ、現在もそのような事例が繰り返されている。

　調査を行う側の視点からは、仮に人命の保護という目的があったとしても、特に公表を行う場合には他者の権利侵害になりえ、医療従事者としての人生を終わらせかねないことを肝に銘じる必要がある。

　調査の対象となった医療従事者としても、目的が正当であったとしても調査や公表が違法となりうることを知っておき、調査のメンバーが適切かどうか、自身に意見を述べたり反論したりする機会がきちんと与えられているかチェックすることが自衛ともなるので参考にされたい。

コメンタリー1　浅井 篤

　本稿を読んでまず感じたことは、「"医療にかかわる有害事象調査"による医療従事者の権利侵害」というテーマを、毎週のように目の前の患者さんの診断や治療に思い悩んでいる内科医が、中立な立場から論じることができるだろうかということです。「あの患者にその検査をしなくてよかったのか」、「心電図や画像検査での所見の見落としはなかったか」、「A薬ではなくB薬を出すべきではなかったか」、「重症になって今夜にも救急に搬送されるのではないか」。こういった懸念は必ずしも純粋に医学的なものではなく、法的なものでもあります。自分の診療ミスで患者さんに害が発生した場合、患者さんに不利益が生じてしまったことを最も憂うべきなのに、自分が訴えられた場合のことを考えてしまう。情けないことですが正直なところです。一般内科外来しかしていない者がこれだから、常に深刻な有害事象発生リスクがある外科系医師はさぞ大変でしょう。

　本稿は医療専門職の人生と名誉を守ることの重要性を述べていて、私

としては筆者の主張と結論に完全に賛同しますが、医師以外の医療専門職や一般の方々、または患者さんたちがどう思うかとても興味があります。まったく違った感想や意見が出てくることでしょう。医療倫理学者は倫理的問題に対して、不偏不党な立場から、普遍的で中庸を得た結論を出さなくてはなりません。そして倫理的議論や判断において一貫性と普遍性は非常に大切だと指摘されています。しかし、いつでもどこでも誰にでも有効な選択肢を発見するのは至難の技ではないでしょうか。それでも患者さんの安全および人命の保護と医療者の権利保護を両立するためには何がなされるべきかを考えることは重要であり、そのためにはさまざまな面で異なる人々の意見を知る必要があります。

　もう1点、本稿の「医療にかかわる有害事象調査」の5つの注意点は、私が日々かかわっている倫理委員会のあり方にも有益な示唆を与えてくれます。我々は何のために倫理委員会をやっているのでしょうか。組織防衛のためではないはずですが、それが忘れられています。必要な能力を備えるメンバーによる審査をしているでしょうか。残念ながらはなはだ疑問です。特にバランス感覚を欠いた人も少なくありません。事実の確認はすべての倫理的考察の出発点です。適正手続は、何が倫理的に正しいかわからないことがある状況では必須でしょう。最後に個人のプライバシーが適切に保護されるべきであることは論を待ちません。

コメンタリー2　大北全俊

　「医療にかかわる有害事象調査」ということについては、筆者はまったくの不勉強で、山崎氏の論で勉強させていただいた次第です。しかし、調査報告の公表と医療者の権利保護との相克について、「人命のためだから、公益目的であるから公表が許される、などというものではなく、対象となる医療機関・医療従事者の権利を侵害するのであるから、双方の利益と不利益のバランスを検討し、かつ、手段の面でもバランスのと

れたものとしなければならない」という山崎氏の記述を読んで、筆者が
これまで取り組んだ感染症対策に関する倫理的問題と共通するものがあ
ることがわかりました。

　感染症対策の倫理的な問題といってもさまざまあるのですが、代表的
なものとしてインフルエンザなどに感染した人の隔離を巡る問題があり
ます。個人の行動の自由は基本的な人権であり尊重されるべきものでは
ありますが、その人が感染力の強い感染症に罹患している場合、感染拡
大を防止するためにはその行動を制限する必要が出てきます。こうして
個人の権利の保護と感染拡大防止といった社会の利益の保護との相克が
問題となるわけです。「医療にかかわる有害事象調査」の報告公表をめ
ぐる問題と類似した枠組みであることがわかっていただけると思いま
す。さらに、こうしたジレンマに対して取り組むべきポイントも共通し
ています。調査や感染症対策といったとるべき実践の目的の明確化、求
められる専門性（科学的根拠と言い換えることができるかもしれませ
ん）、事実の確認、手続きの適正さなど。

　考えてみれば、個人と社会とは、それぞれの利益の追求という点で対
立することは珍しいことではない、というだけのことかもしれません。
そして、山崎氏の指摘している配慮するべきポイントは、少なくとも筆
者にとっては非常に納得のいくものばかりで、「当然配慮されるべきこ
と」と思えます。

　しかし、調査による医療者の権利侵害が繰り返し生じていると山崎氏
は指摘しています。感染症対策でも、2009 年に発生した A/H1N1 イン
フルエンザのパンデミックを覚えている人がいれば、あの時の報道がど
ういうものだったか思い出していただければと思います。

　むしろ、《「"医療にかかわる有害事象調査"による医療従事者の権利
侵害」に関する調査》が必要なのではないか、とも思います。

6
もはや産科で子どもは生まれない？　産科混合病棟の実態

齋藤いずみ 神戸大学大学院保健学研究科　看護学領域母性看護学分野　教授

お産はどこで行われているのか

　「お産」はいま、どこで行われているのか？　と問われれば、多くの国民はいぶかしげな顔をして、「病院の産科に決まっているじゃないか」と言うであろう。

　実際にいま、「お産」はどこで行われているのだろうか。

　厚生労働省の市郡別出生の場所別出生数および割合[1]（2014年統計）によれば、分娩は施設内で99.8%が実施されている。内訳は病院で53.4%、診療所で45.7%、助産所で0.7%、自宅・その他が0.2%である。リスクの低いお産は、開業医の営む診療所や助産師の営む助産院で対応可能であるが、リスクのあるお産は、病院で対応しなければならない。

　では、病院の「産科」でお産は行われているのだろうか。日本看護協会による全国調査の報告書（2013年）[2]（N＝571施設）によれば、分娩を取り扱っている施設全体の80.6%は産科混合病棟である。内訳は、産科単科19.4%、産科と婦人科19.3%、産科と婦人科以外の混合病棟61.3%である。産科と婦人科以外の混合病棟の内容は、たとえば産科・内科・外科などの3科以上から構成される混合病棟である。

　もはや「産科」で産まれる子どもは2割に満たない。産婦人科でも2割に満たない。日本の多くのお産は、内科・外科・整形外科などに産科

を含む混合病棟で6割以上、つまり産婦人科を合わせると8割以上は混合病棟で行われている。内科や外科など他科の患者の看護をしながら「分娩」を扱っているのが、日本の現在の真実の姿である。

　日本の多くの国民はこの事実をおそらくあまり、知らないであろう。私も助産師であるが、「混合病棟が増加した」という感触はあったが、日本看護協会の報告書（2013年）[3]を読み、「産科」でのお産は現在2割にも満たないことを理解できたのである。

産科混合病棟における「お産」は何が問題なのか

　たとえば、産科混合病棟でお産が実施されても、妊娠期・分娩期の看護、産科以外の患者の看護が、互いの負の影響を受けず、担当する看護師が別々に潤沢に配置されていれば、あまり問題は起こらないだろう。ただし北島らの報告[4]にあるように、新生児への感染などの可能性があるため、混合病棟という構造そのものが、新生児には適していない。

　では、妊産婦にも、他科の患者にも安全で医療看護の質を担保可能な、看護職の配置がされているのだろうか。日本看護協会の報告書（2013年）[5]で、産科混合病棟であると回答した460病院のうち453病院から有効回答を得、看護職の患者の受け持ち実態を調査した数字が以下の内容である。複数回答であるが、産科の患者と他科の患者を常に同時に受け持つという回答が59.6％、分娩介助時のみ他科患者は受け持たないは22.5％。言いかえると、分娩介助を開始するまでは他科の患者を担当しているということである。分娩第一期の患者が入院した時点で他科患者は受け持たない12.6％は、ある程度考慮されている病棟といえよう。常に他科患者は受け持たないは25.8％であり、この看護職員配置方式であれば他科の患者と妊産婦を同時に看護することはないため、おおむね安全と考えてよいだろう。

産科の患者と他科の患者を常に同時に受け持つと回答した59.6％の産科混合病棟の施設、分娩介助時のみ他科患者は受け持たないと回答した22.5％の施設では、産科の患者と他科の患者に、いまどのようなことが起こっているのだろうか。

なぜ産科混合病棟になったのか

　出生数は減少し、2016年は97万6979人であり100万人の大台をとうとう割り込んだ。これらの結果は、病院の診療科別の患者数の配分に直結する。産科は単科を維持することが困難な状況である。現在、産科を維持できているのは、総合周産期母子医療センターや、分娩数が多い施設のみである。

　現在の病院は、高額の設備投資に加え、医療・看護職員の人件費の割合が高く、病床稼働率を常に高率に保たなければすぐに赤字になってしまう。安定した病院経営をするためには、空いているベッドは極力減らさなければならないのである。

　日本看護協会の報告書（2013年）[6]では、産科病棟は診療科の特殊性から24時間緊急入院が多いことから、空床を確保している病院も多い。そこで、産科病床に空床がある場合の対応を調査すると以下の結果であった。空床のままにして他科患者を入院させない20.3％、他科患者を産科病床に入院させる54.7％、産科病床の空床確保はもともと確保していない20.1％、その他5％という回答であった。このように、空ベッドを置くことは、病院の医療経営を圧迫するため、産科病棟に他科患者を入れないことは難しい。産科を含む混合病棟が急激に増加した大きな理由は、少子化であるといえよう。

　混合病棟の運営がどのようになされているかは、看護管理者の手腕による部分が大きいと考える。病院の方針として、どのように考えるのか、

産科を担当する看護管理者は、院長・看護部長・事務長に病棟の状況を解説できるデータや説明力が必要である。日本看護協会の報告書（2013年）[7]では、産科患者の入院先病室の決定方法は、産科患者のみの病室（他科患者とは別室）にする48.8%、他科患者と同室にする38.0%であった。他科患者と同室にする病院が筆者の想像以上に多い。妊産婦にとって、自分がお産で入院したのに、混合病棟の他科の患者と同室になるとは、予想していなかった事態ではないだろうか。

ルールや基準をつくり対応している病棟は90.9%であるが、一方基準がない病棟もある。そのような病棟では男性患者や認知症・不穏患者と同室になる可能性があり、安全で安心な入院環境とは言い難い。

産科混合病棟でいま起きていること――生と死が交錯する産科混合病棟の実態

産科混合病棟では、分娩以外に、他科の重篤な患者の看護、手術前後の急性期ケア、急変患者のケア、末期患者のケア、死亡時の看護、認知症患者の徘徊の対応が、分娩進行の看護以外に並行されている。また、絶対安静の妊婦が入院している場合もある。

深刻な事例として、分娩進行患者の看護と死亡患者の看護が重複したら大変なことになるだろうと筆者は考えた。一方、そんなことは1年に2、3回あるかないかの大変な事態であるから、看護職者を呼び出したらよいのだろうかと漠然と考えていた。しかし、2013年に筆者が実施した産科を含む混合病棟における看護者を対象としたマンツーマンスタディ法から判明した深刻な実態から、産婦のみならず、分娩以外の患者の置かれている状況の把握も必要と考えるに至った。

そこで、電子カルテから情報収集し、分娩以外の他科患者への看護行為と看護時間を実測し調査を試みた。産科混合病棟で起きている実態の

うち、死亡患者の看護と分娩進行患者の看護が、本当に重複するのか否かを調査した。

　齋藤（2016）らの調査[8]から分娩時の看護と、死亡時の看護が重複している実態が明らかになった。A病院は地域母子周産期医療センターで、年間分娩数約400例の、産科混合病棟（婦人科・外科・産科）である。ある1年間の死亡患者数は22件で、その内訳は乳がん、子宮がんであった。マンツーマンスタディ法を実施し、死亡時刻から死後処置等のケアの後、死亡患者のお見送り終了まで、平均時間は1時間58分であった。また22件の電子カルテから、死亡時刻のおおむね6時間前から看護時間が集中することが判明した。

　分娩は、フリードマンの分娩所要時間に従い、初産婦は分娩の15時間前、経産婦は分娩の8時間前からおおむね看護が開始されると仮定した。実際にはそれよりも長期入院の人や、飛び込み分娩の人もいる。分娩時刻から2時間は出血など危険な時間帯のため、最短でも2時間後まで看護が継続すると考えた。上記の条件で、22人の死亡患者の死亡時刻6時間前から死亡後2時間までの時刻に、初産婦あるいは経産婦の看護時間帯が重複する割合を実際の電子カルテの情報から計算した。

　予測は外れた。1年に2、3回起こる出来事ではなかった。22人の死亡患者のうち14人は、分娩時の看護と重複した状態で死亡していた。実に半数以上である。事例として、1例の死亡と1例の分娩の重複以外に、1例の死亡と2例の分娩の重複が1例、死亡時刻と分娩時刻の差が2分という状況が1例あった。筆者の予測を大幅に上回る結果であった。

　また、病棟全体の看護を把握する婦人科リーダー担当看護職の看護行為をマンツーマンタイムスタディ法で訓練を受けた看護職が測定した。その結果、ある日の深夜帯には、40人の患者に対し3人の看護者を配置していた日の朝6時に1人の患者が死亡した。その死亡前後に、看護師A、看護師B、看護師Cの看護時間を測定すると、ほとんど死亡患

者に対する看護を実施していたことが明らかになり、死亡患者以外の39人への看護がほとんど実施不可能であった状況を可視化した。

産科混合病棟の今後の課題

　出生数が今後劇的に回復することはあまり望めない。ということは、産科混合病棟は今後も減少することはないと予測される。産科混合病棟における感染の問題は、本稿では大きく取り上げなかったが、看護職員を介してもたらされる可能性のある、他科の患者からの新生児への感染という問題がある。実際に、看護者が新生児と他科の患者を受け持つことはなくても、スタッフステーションで看護職員は交流するため感染の可能性は残る。構造的に、原則としては産科混合病棟という形態は望ましくない。また、世界には類を見ない形態である。

　死亡患者にとって、一生に1回の死である。ゆったり静かに、自分の死に向き合ってくれる家族と、看護者に囲まれて死の時を迎えられる環境が大切である。また、産婦にとってお産は、一生におそらく一度か二度の経験となる人が大部分であり、本人にとっても、家族にとっても忘れることのできない人生の重要な場面である。そのような場面で、助産師や看護師が、バタバタと分娩室を出たり入ったり、分娩のまさにその時が切迫している女性を置きざりにすることはゆるされない。一瞬たりとも、切迫した状況にある産婦を1人にさせることは避けなければならない。筆者が体験した他の国の分娩の場で、分娩室から助産師が出て行ってしまい、長時間産婦が1人になる状況は見たことがない。助産師は、分娩に専念できるからである。出産の場は、感動に満ちた場面であるし、また一瞬にして胎児心音の低下や大出血など予断を許さない、緊迫した場面である。

　よって、筆者は、分娩開始後は、助産師と産婦は1対1のケアが必要

であると考える。諸外国では分娩時の患者対助産師あるいは看護師の配置割合を、学会や職能団体として規定しており、分娩時に助産師は分娩に専念できる体制である。日本では産婦と助産師の配置割合を規制する法律は存在しない。

　日本以外に混合病棟のなかで分娩を扱う国は存在しない。混合病棟という概念そのものが諸外国にはないのである。諸外国では、分娩は危険なものであるから病院に一泊か二泊して、正常な経過であることが明らかになったら自宅にもどり、地域に勤務する助産師や看護職がケアを提供するという形態が世界の標準である。

　日本の場合、地域によっては半径100km圏内で分娩できる施設は産科混合病棟を有する病院の1施設のみという都道府県もある。よって、産科混合病棟を短期間で急速に廃止することは国民へのマイナスの影響も大きい。負担も大きい。そこで、長期ビジョンと短期ビジョンを構想した。長期見通しとしては、国民に無理なく理解され受け入れられる形態で長時間かけて集約化を図ること、基幹病院に分娩を集約し、限られた医療人材という資源を有効に活用すること。産科混合病棟を中止する方向にすること。短期見通しとしては、産科を含む混合病棟を廃止できない期間は、看護職の配置と看護管理の工夫を行い、分娩も死亡も重篤患者にも看護が届く看護職員の配置形式を工夫しなければならないと考える。分娩開始した妊婦が入院したら1対1で助産師を配置する。そのための経過措置としては、時限付きの予算配分をするなどして、地域と病院とネットワークをつくり、医療圏ごとの独自かつユニークな、その地域に住む住民のニーズに合った方策が必要である。また国民も、単に分娩施設選択理由が、家から「近い」からではなく、「安全」や「自分の臨む分娩が実現できる施設であるから」などの選択ができる大人の国民になる必要がある。

　医療者、国民、そして行政が一丸となっていまの状況を乗り切り、そ

6・もはや産科で子どもは生まれない？産科混合病棟の実態

の地域に適した医療供給体制の構築が必要である。そのためにも、助産師には、自分の周囲で起こっている状況を可視化、客観化し、広く事象を説明し問題を解決につなげる力量が求められている。

資料：我が国における出産場所の推移[9]

　第二次世界大戦後まもなくは、自宅出産が95.4%で、施設内分娩そのものが少なかった。1950年、病院は2.9%、診療所は1.1%、助産所は0.5%であった。しかし、戦後急速に事態は変化した。1960年、病院24.1%、診療所17.5%、助産所8.5%となり、自宅と施設内分娩が半々に並んだ記念すべき年である。

　1970年以降は一気に施設内分娩が増加した。1970年、病院43.3%、診療所42.1%、助産所10.6%、自宅・その他3.9%であった。病院のお産の割合が過去最高に達したのは1990年である。病院55.8%、診療所43.0%である。その後、2010年に病院51.8%、診療所47.1%で診療所の割合が増えた。その後出生数の減少、産科を取り扱う病院診療所の減少、産科開業医師の高齢化などから、2014年では、病院53.4%、診療所45.7%、助産所0.7%、自宅・その他0.2%となっている。

　上記の数字は、世界の現状とみて何が違うのか。世界の産科医療のスタンダードは、出産は急激に事態の変化が起こりやすく、いったん緊急事態が起こると母児の救命には、産科医師のみ、あるいは助産師のみでの対応は困難であるため、24時間複数の産婦人科医師、複数の助産師、複数の新生児科・小児科、全身管理のできる麻酔科などのそろう病院に1、2泊して、異常がなければ母児は地域にもどり、産褥期・新生児期のケアを地域に配属された医療職や看護職より継続的に受けるというスタイルが一般的である。

　それゆえ、母児の全身管理や緊急対応が困難な診療所で、国民の約半

数のお産が扱われる日本は、世界標準とはやや異なる状況である。そうしたなかにあって、我が国の産科医師や小児科医師の努力により新生児死亡率、乳児死亡率、周産期死亡率は、現在、世界最高水準に改良されている。

コメンタリー1　浅井 篤

　産科単科または産婦人科病棟で生まれる子どもはもはや少数派で、少子化のため混合病棟が急激に増加したといいます。出産担当の看護師・助産師は他科の重症患者を掛け持ちし常にバタバタと走り回り、子どもの誕生という特別な瞬間に集中できない実態があります。産婦さんに必ずしも安全で安心な状況とは言えません。新生児感染症の危険もあります。したがって産婦と助産師の1対1のケアを可能にすることが必要だと本稿では結論されています。そして、十分な予算と各方面の協力、適切な資源配分、および国民教育が求められています。子どもの誕生は我々人間にとっては特別なイベントであり、産婦さんはいまでも命がけです。なんとかしなくてはなりません。

　それにしても、なぜどの部署にも人手が足りないのでしょうか。地域医療の現場では看護師も医師も足りません。医療施設にMRIはあっても放射線診断専門医がいません。多死社会ですが緩和ケア専門科は多くありません。救急医療の現場では救急車が足りません。一方で、高齢で脆弱で診断が難しい患者は増える一方で、救急車使用希望者数もうなぎ上りです。大学では研究倫理審査に携わる事務系職員が足りず、難しい判断をしなくてはならない専門職の数も足りません。研究倫理審査は厳格化し法的に管理され手続きはますます煩雑化している状況にもかかわらず、人員に関する手当はほとんどありません。

　同様にどの部署にも時間もお金も足りません。なぜ誰も彼も忙しいのでしょうか。教育研究活動の観点からいえば、十分な教育を行うための

準備時間も教育できる時間数も足りないし、複数のさまざまな職務を同時にこなさなくてはならないため、集中力も気力も足りなくなります。最近は社会全体の医療費が足りず、国民皆保険がもたないと主張されています。宅配便の運転手も非常に不足しているようです。

すべてのことが当事者にとっては特別に大切で、より手厚い人員配置や予算、協力が常に要求されます。しかし無い袖は振れません。純粋な倫理問題を超え、異なる立場の人々の利害関心を調節することが要求される極めて難しい社会的政治的問題です。我々の権利意識や願望が拡大すればするほど必要なものが増え、何もかもが足りなくなります。無限の資源が存在するユートピアにでも生活していない限り、医療専門職数や病棟数の不足問題はなくなりません。本当に大切なこと（出産）に資源を向け、無益なこと（沢山ある）への出費を減らすべきでしょう。同時に、なかなか仙人にはなれない我々の欲望も抑える必要があります。

コメンタリー2　小西恵美子

《もはや産科で産まれる子どもは2割以下。国民はこの事実を余り知らない》。私もそんな国民の1人で、まったくの無知でした。齋藤氏は続けます。

《ほとんどの子どもが、構造上も感染管理上も危険で看護職配置も不十分な混合病棟で産まれている。妊婦や新生児は男性患者や認知症・不穏患者と同室になる可能性もある》。

世界中で日本だけというこの事実は、生命の安全と尊厳を脅かす重大な倫理問題です。にもかかわらず、社会は無関心。生命倫理の学会すら同様です。それは、社会も学会も事実を知らないからです。知らなければ問題を認識することはできません。

本稿に関し、大事なテーマが2つあります。1つは、日々の実践のなかの倫理に気づくこと。本稿は重要な倫理問題を述べつつも、全体から

は倫理が見えにくい。もしかすると倫理を、先端医療テクノロジーによる生か死かを巡る倫理的ジレンマやハードな倫理問題というように捉えているのかもしれません。このような、マスコミ受けのよい倫理を、日本看護倫理学会で講演した Christine Mitchell 氏は「ネオン倫理」[1]と呼びました。派手なネオンのような倫理という意味で、ネオン倫理の眼に本稿の分娩の実態はおそらく見えないでしょう。Mitchell 氏は、看護は、日々の実践のなかの倫理にもっと目を向けようと呼びかけました。日々の倫理は、決して派手ではないけれど、実践で起こる問題の文脈や社会的背景を吟味します。そこから、齋藤氏が述べている事実のなかの倫理が明確化されるのです。

テーマ2つ目は、助産師の価値を社会に知らせ、可視化すること。齋藤氏が「助産師は、自分の周囲で起こっている状況を可視化、客観化し、広く事象を説明し……」と述べるとおりです。でも、そう言う氏自身が、《我が国の新生児や周産期の死亡率が世界トップ水準であるのは「産科医師や小児科医師の努力」》と書き、助産師や看護師の貢献には触れていないのです。看護職は、看護の価値を知らせ、可視化する努力が足りないと指摘されています[2]。それは1つには、臨床家は日常業務が多忙すぎ、可視化のエネルギーが残っていないこと。もう1つは研究者の発表の仕方です。発表の場のほとんどは、特定専門分野の看護系学会か、大きな学会でも分野別のセッションの中。仲間内の情報共有で終わり、その貴重な情報が外に出ていかないのです。本稿のような重要な倫理問題は、日本生命倫理学会のような学際的な場、あるいは看護系ならば分野横断的な日本看護倫理学会で発表することが大事でしょう。

齋藤氏が述べる事実の根源には、少子化と病院経営という社会問題が横たわり、解決するのは政治の役割であることは否めません。しかし、政治を動かすのは我々の役目です。我々の倫理の眼、実践のデータ、可視化。それらが、政治を動かすツールです。

【本論文献】

1）母子衛生研究会編：母子保健の主なる統計　平成27年度刊行，母子保健事業団，p.47，2015.
2）日本看護協会健康政策部助産師課：産科混合病棟ユニットマネジメント導入の手引き，日本看護協会，p.5，2013.
3）前掲2），p.5.
4）北島博之：わが国の多くの総合病院における産科混合病棟とMRSAによる新生児院内感染との関係，環境感染誌，23(2)，129-134，2008.
5）前掲2），p.6.
6）前掲2），p.7.
7）前掲2），p.7.
8）齋藤いずみ：第36回日本看護科学学会学術集会抄録，2016.
　　https://confit.atlas.jp/guide/event/jans36/subject/O24-6/advanced
9）前掲1），p.47.

【コメンタリー文献】

1）Christine Mitchell，小西恵美子・宮内信治（訳）：倫理的な看護実践が試されるとき，日本看護倫理学会誌，9(1)，67-78，2017.
2）勝原裕美子：看護の「可視化」，日本看護管理学会誌，17(2)，109-115，2013.

7
オプジーボ® など超高額医薬品は使用制限するべきか

谷田憲俊 医療法人社団 西村医院　副院長

　2016 年 11 月、中央社会保険医療協議会は年間約 3500 万円かかる超高額治療薬オプジーボ® の価格を 2017 年 2 月から 50％引き下げるとした。オプジーボ® は、当初、悪性黒色腫用で患者は少ないとされた。ところが、すぐに肺がんに適応が拡大され他のがん腫にも広がりつつあり、健康保険財政は破綻の危機に陥っている。ここに新たな施策が求められる事態となった。本稿ではオプジーボ® を紹介し、次いで人権としての健康保険制度を俯瞰し、医学的根拠に基づく医療の徹底と超高額医薬品には健康保険の適応制限を導入すべきと結論づける。

オプジーボ®（一般名：ニボルマブ）とは

　正常免疫機構では、細胞傷害性 T 細胞の表面に異物細胞をアポトーシスさせる機能を誘導する受容体 PD-1 があって、樹状細胞など抗原提示細胞から情報を受けて免疫能を活性化させ標的がん細胞などを排除する。しかし、がん細胞のなかには PD-L1 を産生して PD-1 に結合することで PD-1 の機能をなくし、がん細胞が排除されることを防ぐ機構を持つものがある。ニボルマブ（抗 PD-1 抗体）は PD-1 に先に結合してがん細胞から発現した PD-L1 の PD-1 への結合を阻止し、細胞傷害性 T 細胞ががん細胞を排除する機能を保持させる。

ニボルマブは制がん作用上、がんに PD-L1 が発現しなければ無用である。実際、肺がんの臨床試験でニボルマブは PD-L1 高発現例では従来の抗がん剤治療群に比して全生存期間を2、3カ月延長したが、PD-L1 低発現例に効果はなかった。また、高齢者には無効で各種がん遺伝子の変異型式などでも有効性が左右される。一方で PD-L1 は正常の免疫細胞にも発現して免疫を調節する。したがって、ニボルマブは正常免疫機構の調節を崩す作用も併せ持ち、間質性肺炎や重症筋無力症など免疫に関わる全身臓器の多種多様な致死的副作用を有する。

　他方、健康保健診療が認められて、個人輸入する医師には追い風となった。彼らは、少量投与で患者数を増やし高額な医療費を徴収する。自費の免疫療法施設は、「従来の免疫療法に加えると、がん治癒率が飛躍的に伸びる可能性がある」と患者を勧誘している。

超高額医薬品の使用が拡大した理由

　2014年に認可されたオプジーボ® は適応が広げられ、かつ包括医療費支払い制度の対象外になって使用が急拡大している。販売額は、2015年度212億円が2016年度で1039億円と著増した。2015年に同効のイピリムマブ、2016年にはペムブロリズマブが悪性黒色腫の適応として承認された。これらは他の悪性腫瘍にも臨床試験が進行中で、遅かれ早かれ適応は広がる。

　全国保険医団体連合会の調査[1] によると、日本はオプジーボ® 100 mg あたり約73万円に対し、アメリカは約30万円、イギリスは約14万円だった。超高額になった理由は、当初、悪性黒色腫という希少がん用とされ、開発費回収のために高い薬価が企業に贈られたようだ。一方、企業は YouTube で「オプジーボ」の広告を流し「世界初の新しい免疫療法」「命を助ける待望の新薬」等を謳い「子が親の肺がんのために使う」雰囲気

作りを、臨床試験で肺がん患者の生存期間延長が判明する前から大々的に行った。つまり、企業は当局の上手を行っていた。

健康を享受するのは人間の基本的権利

日本国憲法は第25条に「すべて国民は、健康で文化的な最低限度の生活を営む権利を有する」と定める。世界人権宣言（1948年）と世界保健機関憲章（1946年）は、達成可能な最高水準の健康を享受することは基本的人権の1つと規定している。さらに、1966年の国連「経済的、社会的及び文化的権利に関する国際規約（A規約）」は、健康を基本的人権の1つとして調印国が遵守するよう求めている。健康保険制度は、国民に平等に医療を提供する国の義務を果たす一手段である。

他方、医療の受け手側の姿勢として、1986年の国連「オタワ憲章」は「健康とは日常生活のための資源であって、人生の目的ではない」とした。加えて、患者に無益な医療を医師に要求する権利はない。例えば、終末期に心肺蘇生術を特段の理由がないのに要求する人は無能力者と判定できる。そういう患者の希望に応じることは、無益な心肺蘇生術に意味があると提案することと同じで、患者を惑わし自律の行使を妨げ、「良質の医療提供の義務」に反する非倫理的な行為である。

なお、患者団体の多くは企業と密接な関係を有する。詳細は割愛するが、患者団体の裏に存在する企業の意向が薬物使用を増やそうとEBM（Evidence-Based Medicine：根拠に基づく医療）の名の下にEBMに反する診療指針を成立させている。また、アメリカで患者の90％以上は、臨床試験を主導する製薬企業と病院・担当医の利益相反があってもほとんどあるいはまったく関心がない[2]。さらに、救急医療では、より長く入院し濃厚な診療を受け、高い医療費を払った患者のほうが、より満足してより高い死亡率を示した[3]。これらの事実は、患者の意見や医療へ

の満足度は医療の適正評価につながらず、医療制度策定における患者の関与には、少なくとも薬物治療については限界があることを示す。

国民皆保険制度とその課題

　医療保険制度は1922年制定の健康保険法に始まり、対象が広げられてきた。そして、1961年に無保険者をなくす国民健康保険事業が始まり、「誰でも」「どこでも」「いつでも」医療を受けられる国民皆保険制度が実現した。後に、自己負担を一定以下に抑える高額療養費制度ができて、高額医療でも少ない負担で受けられるようになった。しかし、わずかの自己負担で医療を受けられる制度は諸刃の剣である。人々の病院指向が高まり、無秩序な病院と病床の増加を招いた。医療にかかれば、あるいは入院すれば奇跡が起こると、終末期になり治癒医療の適応でなくなっても人々は病院での治癒医療を望む。

　そういった医療状況を改善するには、「根拠があるか」や「成果は何か」を明確化する必要がある。

　医学はその成立以来、真に有益な医療は少なく、無益で有害な医療が蔓延している。21世紀の今日でも「高齢者に有害になる医療は過誤が原因ではなく通常の医療による」とされる[4]。がん検診啓発ラジオ番組に「88歳で初めて乳がん検診を受け、異常がないことがわかって、番組に感謝する」という聴者の声があった。こういう無益ながん検診は世界中で問題になっており、特に高齢者で指針に反するがん検診が多い[5]。「がん検診は科学ではない、儀式だ」との批判もある[6]。

　現行のままでは健康保険制度は負担に耐えられなくなる。「がん生存者の"シルバー津波"がアメリカを襲う」という衝撃的な論文によると、アメリカのがん生存者は2016年に1550万人であるが2040年には2610万人になるという[7]。そして、がん生存者の73%が65歳以上とな

る。その多くが心不全や慢性閉塞性肺疾患と糖尿病などの合併症を抱える。現状のまま推移するなら、アメリカの医療態勢は崩壊する。アメリカの事態は日本の姿であり、健康保険がカバーする医療は無制限に増え続ける。その最大の要因は1970年代に始まった老人医療費の無料化である。最近では日本の医療費は毎年1兆円を超えるペースで増加している。特に、医療費の約6割を占める高齢者医療費の増加が著しい。

　今日の国民皆保険制度が成立した1961年頃は医療費が今ほど高額ではなかった。したがって、オプジーボ®のような超高額医薬品の出現は想定外である。健康とは資源であり、そこでは根拠に基づく医療（EBM）を要件とすることが求められる。医療の有用性を最大に見積もり、がんや循環器疾患、感染症など死因の上位20の主要な傷病がすべて治ったとすると、医療の有益性が高いサハラ周辺諸国で余命が16.1年（43%）伸びるが、日本などの先進諸国はわずか4.4年（6%）の伸びである[8]。医療の意義を冷静に観ることが求められる。例えば、閉経後女性に対するコレステロール降下剤は、仮に動脈硬化性疾患の予防効能を認めたとしても治療必要数は約5000である。つまり、5000人治療して1人予防できる程度で成果があまりにも少ない。他にも同様の無益または効率の悪い医療が数限りなく存在する。根拠に基づいた医療の大切さを患者も共有することが必要である。そして、それら低水準の医療は健康保険から除外して自費扱いにするのが妥当だろう。

具体的な提案

　施策としてイギリスの国立医療技術評価機構（National Institute for Health and Care Excellence, NICE）を模範にできる。イギリスは国民保健サービス（NHS）に加入すると一般的な医療費はNHSでカバーされ、特殊な手術や疾患などが対象外となる。医療の適応は、NICEが診

療指針を策定して治療手法や費用（報酬）を示している。その根拠となる健康評価尺度はおもに質調整生存年（QALY）が用いられ、生の質（QOL）も含めて費用対効果が明示的に定義される。オプジーボ®のQALYは低く、薬価が抑えられたのは前述のとおりである。

　また、オプジーボ®のような超高額医薬品で患者側の条件が限られる薬品は、使用前にPD-L1や各種がん遺伝子の発現を調べる必要がある。したがって、一般臨床に向かないため、使用を制限しても公正の倫理原則にふれないことが示唆される。さらに、私費扱いで個人輸入の超高額医薬品が広く用いられている事実は、私費診療が一定の地位を占めて存在すること、つまり健康保険制度が患者のすべての面倒をみる必要はないことの証でもある。オプジーボ®に限らず超高額で対象が限られる医薬品の使用には、年収や財産などに応じて自己負担を求めるなどの新たな施策の導入が考えられる。

　高齢者医療については、2014年のアメリカ医学界の指導者エゼキエル・エマニュエルの宣言がアメリカ社会に衝撃を与えた[9]。彼は、「高齢になると健康でない人が多い。高齢者の知恵は非常に重要だが、若い人々の大望や期待を狭めてしまう傾向もある。金儲けや夢を追いかけることより、限られた命の目的と遺したい生きた証を考えたほうがいいのではないか。75歳になったら医療に対する姿勢を根本的に変更する。命を縮めようとも、延ばそうとも思わない」とした。この姿勢は「生命延長」と「医学の発展」を信奉する医師たちから反発されたが、そのこと自体、彼の宣言が的を射ていたことを示す。

　かつて、イギリスでNHSが財政危機に陥ったとき、1977年のデータで人工透析センターの35％が55歳以上は透析せず、80％が65歳以上は透析しなかった。これに対して高齢者差別だという批判があった。実態は、20歳台で人工透析に入れば20年以上継続が期待されるが、75歳の高齢者が人工透析を始めても2、3年の継続しか期待できない。配

分予算が限定されていなくても、高齢者は後回しにするのが医科学的にも平等・正義の倫理原則からみても適切となる。その点、緩和ケアは年齢にかかわらず患者の利益が明白なので、平等・正義の倫理原則から老若の別なく健康保険制度で賄うのが適当である。つまり、高齢者に治癒医療を控えるのは医学的適応や成果などのEBM、および生命倫理原則から導かれる合理的方針であって、高齢者差別を意図したものではない。こういった状況で、高齢者が治癒医療を希望するなら、費用は個人負担とするとか私的医療保険を利用するのが適当だろう。

おわりに

生命延長に固執することは即物的な命の長短に価値の上から差を設けることであり、生命延長にこだわることこそ、命の長短や年齢による差別だろう。とはいえ、「生命延長」と「医学の発展」が主流の医学界にあって、「オプジーボ® などの超高額医薬品は使用限定すべき」や「高齢者に治癒医療は制限すべき」という主張は、現行のゆがんだ医療文化への挑戦だろう。挑戦が実を結ぶことを願いたい。

コメンタリー1　小西恵美子

オプジーボに対する國頭氏の衝撃的な警告[1] 以来、日本の医療制度に危機感を抱いた人は多いと思う。谷田氏はその危機感に、科学・社会・経済・倫理の視点で明快な裏付けを与えている。看護師への示唆もたくさん汲み取った。特に、「患者は無益な医療を医師に要求する権利はない」、「そういう患者の希望に応じることは、（中略）患者を惑わし自律の行使を妨げ、"良質の医療提供の義務" に反する非倫理的な行為である」は非常に重要で、看護師の漠とした問題意識の深い意味を的確に言語化してくれている。看護師は医師の治療方針にしばしば問題を感じる。

末期患者や高齢者に延命治療を続ける医師、「ギアチェンジ」できない医師。そのような医師に対して看護師が抱く問題意識は、おもに、目の前で苦しむ患者への共感から来るものだが、谷田氏は、その問題意識が重要だ、それが結局は資源の公正につながる、と言っていると、私は思う。

　日本で看護倫理を教えた米国の Anne Davis 先生は、日本の医療における公平・公正への関心の薄さに驚き、公正の倫理原則に照らした場合、高齢者の医療費増額は妥当か、あるいは、喫煙者の医療費が非喫煙者と同じであることをどのように支持できるか、と問うた[2]。先生からはまた、4つの倫理原則の中で最初に立てられたのが公正の原則である、それは、透析技術が開発された当初、装置は希少で多数の患者の求めに応じられない状況に直面した時であった、とも教わった。

　谷田氏紹介の、イギリスの国民保健サービスにおける費用対効果の判定指標 QALY は興味深い。イギリスの看護倫理学者 Tschudin 氏によると[3]、QALY は透析装置が希少であった 1990 年代、透析を求める多数の人々のなかでどの人を優先するのが倫理的といえるのかという問題を、Tschudin 氏自身や他の看護師を含むイギリスの倫理学者グループが議論したのが発端で、それが The ethical QALY という本[4]になった、このことは鮮明に覚えている、とのことで、Anne 先生のお話とつながった。

　存亡の瀬戸際にある日本の国民皆保険存続のため、QALY の導入が検討されるようだと聞く。谷田氏の論述から、超高額薬剤を巡る利害関係者達の思惑にため息が出るが、それら思惑や価値観を排除する QALY という客観的な健康評価手法が日本救済の鍵となることを願わずにはいられない。そして、この重要概念が、看護倫理学者・生命倫理学者の協働議論から生まれた、という歴史を銘記したい。

コメンタリー2　江藤裕之

　本稿で問題になっている点は、3番目の記事（p.28〜）と共通するものがあり、ここでも谷田氏の考えに全面的に賛成します。つまり、私は「制限すべきである」と考えます。無制限に増え続ける医療費は、いずれ健康保険制度を崩壊させ、さらには国家財政すら破綻させかねません。そうなっては、元も子もなく、すべての国民が健康で文化的な最低限度の生活を営むことなど夢物語となってしまうでしょう。そのため、谷田氏が最後に述べているように、生命延長と医学の発展が主流の医学界に対して、超高額医薬品の使用限定や、高齢者への治療医療は制限すべきだとの警鐘を鳴らしていく必要があるでしょう。

　それ以前に、私たち国民の1人ひとりが、健康保険制度の現状と限界を認識し、自分なりの死生観を持って医療を受けなければならないと思います。私たちの多くは医学については無知です。ですから、素人である以上、治療においてはプロである医師の指示に素直に従うべきでしょう。しかし、自分がどう生き、どう死にたい、そして、終末期にどのような治療を受けたいか（受けたくないか）ということは他人が決めることではないように思えます。そのためには、他人の言うことを鵜呑みにするのではなく、自分の頭で考え、そして、学ぶことで蒙を啓かねばなりません。そうしなければ、延命という美名の下で、結局一番苦しむのは患者本人、そしてその家族ではないでしょうか。

　谷田氏があげているオタワ憲章やエゼキエル・エマニュエルの宣言を私はここで初めて知りました。それは、患者としてしか医療にかかわったことのない人にとっては当然のことかもしれません。しかし、こういったことをもっと知らしめるべきではないでしょうか。エゼキエル・エマニュエルの宣言にある「75歳になったら医療に対する姿勢を根本的に変更する。命を縮めようとも、延ばそうとも思わない」という主張は、まさにこれから起こる可能性のある健康保険制度の崩壊を阻止する有効

な思想的バックグラウンドになると思います。つまり、病院に行かない、病気をあえて探さないということですね。

　もちろん、この姿勢は生命延長と医学の発展を信奉する医師たち、そして、意地悪な言い方をすれば、そこから利益を得ている人々には反発を招くでしょう。逆説的な言い方ですが、私たちは「健康保険制度は患者のすべての面倒をみる必要はない」との信念を持って、患者と健康保険制度を守っていかなければならないと思います。

【本論文献】

1）https://hodanren.doc-net.or.jp/news/iryounews/170315_karakuri1_opdivo.html

2）N Engl J Med, 355, 2330, 2006.

3）Fenton JJ et al：Arch Intern Med, 172, 405, 2012.

4）Wallis KA.：Ann Fam Med, 13, 472, 2015.

5）Abdollah F et al：JAMA Oncology, 2（4）：543, Apr, 2016.

6）Gold J.：Kaiser Health News, April 06, 2015.

7）Bluethmann SM et al：Cancer Epidemiol Biomarkers Prev,25：1029, 2016.

8）Ezzati M et al：Lancet, 362, 271, 2003.

9）Emanuel EJ.：Why I hope to die at 75, The Atlantic, Oct. 2014.

10）ユネスコ人文・社会科学局 科学・技術倫理部門：ユネスコ生命倫理学必修（浅井篤, 高橋隆雄, 谷田憲俊監訳）, 医薬ビジランスセンター, 2010.

11）ジョージ・J. アナス：患者の権利——患者本位で安全な医療の実現のために（谷田憲俊監訳, NPO法人患者の権利オンブズマン編訳）, 明石書店, 2007.

【コメンタリー文献】

1）國頭英夫：コストを語らずにきた代償——"絶望"的状況を迎え、われわれはどう振る舞うべきか, 週刊医学界新聞第3165号, 医学書院, 2016年3月7日.

2）アン・デービス, 太田勝正：看護とは何か——看護の原点と看護倫理, 照林社, p.105-107, 1999.

3）Verena Tschudin. Personal communication. 2017年4月9日.

4）Andrew Edgar, et al：The ethical QALY——ethical issues in healthcare resource allocations, Euromed Communications, Haslemere, UK, 1998.

8
認知症高齢者の本能に基づくセクシャリティに関する倫理的配慮をどうするか

戸谷幸佳 社会福祉法人 久仁会　老人看護専門看護師

日本人にとっての性は期間限定？

　認知症高齢者のみならず、高齢者の性について日本人はどのようなイメージや価値観を持っているのだろうか。日本には、高齢者に対して「ご隠居様」や「老翁」などの呼び名があるように、そのイメージとしては穏やかで現世の欲とは決別している、達観している姿を抱き、またそれを高齢者に望んでいるように思われる。

　そもそも日本人は高齢者の性に不寛容であると考える。「老いらくの恋」と揶揄されることもあり、恋愛や性について憧れがあったとしても、そんなそぶりも見せず、よき「おじいちゃん、おばあちゃん」として過ごす高齢者の振る舞いも不思議ではない。平均寿命が80歳を超え、熟年離婚や女性の自立が進みこれまでのように一組の男女が添い遂げることをよしとする価値観も崩れ始めるなか、日本人の価値観も変化していくことが予測されるが、高齢者の性がタブー視される現状はあると考える。

　秘することが美徳とされる国民性から顕在化しにくいものの、個人差は大きいが高齢者になっても異性への興味がなくなるわけではないという前提で考えていきたい。

なぜ認知症高齢者に性に関する問題が浮上するのか

　少し認知症についての理解を深めたいと思う。認知症の人を介護する上で困った行動といわれている症状を総称して「行動心理症状」（以下、BPSD：behavioral and psychological symptoms of dementia）といい、①易刺激性、焦燥・興奮、脱抑制など活動性亢進の要素が強くかかわる症状、②妄想、幻覚など精神病症状が強くかかわる症状、③うつおよび不安、多幸感など感情障害が強くかかわる症状、④アパシー（自発性や意欲の低下）が強くかかわる症状があり、性的逸脱行為は①の活動性亢進のなかの脱抑制の症状の1つといえる[1]。

　周囲が困っている以上に認知症の人自身が認知機能の低下によって起こる記憶障害や見当識障害によって生活しにくくなり困り果て、自分で何とか対処しようとした結果、起こる症状ともいわれる。

　BPSDの程度には、①脳の病変、②身体的健康状態、③これまでの生活歴、④生来の性格、⑤ケアを提供する家族やスタッフのような社会とのかかわりが大きく影響するとされ[2]、認知症そのものを治癒することはできないが、適切に薬物療法やケアを提供することでBPSDは軽減することができるとされている。

　①脳の病変という見方で考えると、社会性を保ち生活する機能を司る脳の部位に器質的な変化が起こると、いままで真面目だった人が万引きをしたり、反社会的な行動をするようになり周囲を困惑させることが知られている。認知症のなかでも前頭側頭型認知症に多く見られる症状であるが、施設入所中の男性の認知症高齢者が女性職員に向かって「おっぱいおっきいな」といったり、女性でも男性職員にボディタッチをするといった行動として見られる。いままでそんなことをしなかった人が、認知症になって急に性的な言動が見られるようになったとしたら脳の病変の影響が考えられる。一方、③これまでの生活歴や④生来の性格の影

響から考えると、若くて元気な頃から異性をからかったり、性に興味を強く持つ人であった可能性がある。ただ、認知症になったことで、いっていい相手かどうか、その場にふさわしい言動かどうかといった、いわゆる「空気を読む」ことが認知症になることによってできなくなるともいわれ、より顕在化して問題となっている可能性も考えられる。

認知症高齢者も介護をする人もケアが必要

　認知症高齢者の性に関する問題についての研究は少ないが、性的行為に至るまでの問題となることは少なく、多くは不適切な言動としての問題のようだ[3]。筆者も、臨床で先ほど述べたような言動を目にすることがあり、職員やほかの入所者から不快に感じるといった声が聞かれることもある。いわゆる「セクハラ」に近い問題を含んでいるように感じる。

　男女雇用機会均等法では、職場におけるセクシャルハラスメントとして、「労働者の意に反する性的な言動が行われ、それに対して拒否・抵抗などをしたことで、労働者が解雇、降格、減給などの不利益を受けること」「労働者の意に反する性的な言動により労働者の就業環境が不快なものとなったため、能力の発揮に重大な悪影響が生じるなど労働者が就業する上で見過ごすことができない程度の支障が生じること」と定義されており、そのような行動が見られた場合は不法行為責任を問われる。受け手側が不快と感じ、職務に影響をおよぼしたり、その施設で安心して生活ができなくなった場合、責任は認知症高齢者本人が問われるのだろうか。認知機能の低下が客観的に認められ、認知症の影響が強いと判断される場合は施設管理者、監督者の責任となるのだろうか。また、家庭内での配偶者や家族に対しての行動はさらに複雑である。法的な対応については専門外であるが、認知症高齢者にとっては疾患による影響であることの理解を周囲が持つと同時に、介護を提供する職員や家族が不

快に感じたり傷ついたりすることを「しょうがないこと」として置き去りにせず対応していくことが求められる。

職業人として認知症高齢者の性とどう向き合うのか

・専門家として認知症に関する学習をする
　先述したとおり、一口に性的逸脱行為といってもさまざまな原因・要因によって引き起こされている。千差万別な認知症高齢者のこれまでの人生のあゆみや脳の障害の程度、周囲の環境も踏まえてアセスメントし、原因・要因についての仮説をたて、ケアプランを立案していく。

・専門機関にコンサルテーションする
　認知症は、現在は治癒することのない疾患ではあるが、進行を緩やかにしたり、穏やかに生活するための手段は検討されている。認知症疾患医療センターや物忘れ外来など認知症に関する専門外来も各地域にあるため、相談先として活用していく。その際には、詳細なアセスメントを認知症専門医に伝えることでより効果的な診療につながる。

・1人で背負わない、背負わせない
　認知症の人はいわれたことを記憶に留めておくことは難しいが、相手に抱いた感情は残るとされている。嬉しいことがあれば出来事事体を忘れてしまっても、嬉しい気持ちは続くし、嫌なことをされると不快な感情が続いてしまう。認知症の人に性的逸脱行為が見られたとしてもその行動を咎めたり、叱責しても「怒られた」というネガティブな感情だけが残り、いわれた内容は忘れてしまうため意味がない。また、介護をする人の気持ちにもとても敏感であり、介護する側の気持ちに余裕がないと、普段と同じ事をしても認知症の人を怒らせてしまうこともある。
　性的逸脱行為の対象が限定されている場合や異性に向かう時は介護する人を変えたり、できるだけ同性が介助するようにすると負担感が減少

し、認知症の人も気分が変わって落ち着くことがある。家族介護者の場合は、介護サービスの利用等により第3者の介入や外出機会によって離れる時間を持つことも1つの方法である。もちろん、程度によっては施設の入所などの措置も検討が必要である。

・隠れたニーズを探る

水戸らは、高齢者にとっての性は必ずしも性行為そのものではなく、コミュニケーションやスキンシップなど広範囲な身体的・心理的活動であると述べており[4]、性言動が性的欲求そのものを表しているとは限らない。子育ての終了や配偶者・知人との死別、退職、心身機能の衰えによる他者との交流の減少など、高齢者は心身ともに愛する人や親しい人とふれあう機会が減少しやすい。誰もそばにいない寂しさや人恋しさ、他者から必要とされたいという感情が性言動として表出されている可能性もある。筆者が勤める法人では動物や小さい子どもたちと認知症高齢者のふれあいの機会を設け、たくさんの笑顔が見られている。また、身体機能が自立している認知症高齢者はまだまだできることがたくさんあるので、何か役割を持ってもらったり、興味が持てる趣味活動を探索してもらったりと、エネルギーを性言動とは違う方向に発揮してもらうようかかわっている。

・うまく付き合う

年齢を重ねても、認知症になっても、人とのつながりやふれあい、また異性への関心は個人差はあるがなくなるものではない。認知症ケアの原則として、BPSDや相手の言動を責めることは効果がないというのが一般的であるが、性的逸脱行為に関しても同様である。現在、多くの高齢者向け施設でさまざまな取り組みがされているが、施設内で「紳士の夕べ」などの名称で往年のロマンポルノなどを上映する施設もみられる。隠す、無いものにするというのではなくあるものとしてどう付き合うかは、専門職だけでなく市民レベルでも考えていくべき課題といえる。

コメンタリー1　小西恵美子

　戸谷氏は、日本は高齢者の性をタブー視する傾向があるとした上で、認知症者のセクシャリティを肯定する立場から、職業人がこの問題に向き合う実践方策を、氏の施設での取り組みも含めて述べています。ただ、論考タイトルにある「倫理」ということが氏の文章からは読み取りにくい感じがしました。医療・看護や介護は人々に善をもたらす活動で、それについて語ること自体、倫理は暗黙（implicit）に含まれているといえましょう。しかし、倫理をもっと明白（explicit）に述べるとするならば？　海外の文献にその解が見つかるかもしれないと、Ethics, Dementia, Sexuality のキーワードで検索すると、たくさんの論文がありました。以下はその1つで、カナダの公衆衛生研究者2人が倫理をこのように述べていました[1]。

　《社会やメディアは、認知症者の性をはなはだしくネガティブに捉えている。医療者も同様で、いろいろな問題行動による害から本人や周囲を守ろうと、性的欲求を薬物抑制等で制限しようとする。認知症者の室のドアは常に開けておいたり、性的異常行動をルーチンに家族に知らせたりなど、プライバシーも侵害する。しかし、性表現は、人間の普遍的欲求（universal human need）であり、年齢や障害を越えた権利である。性表現をサポートするのではなく、管理・監視・制限の対象と捉えて介入するアプローチは、原則主義から来るものだ。その倫理的立場なら、無害の原則に則り、認知症者の自己表現の自由を制限したり過剰な介入を加えることは容易に正当化できる。

　それに対し、我々が拠って立つのは関係性の倫理である。セクシャリティは、人と人との関係性における自己表現の具体的な顕れで、生来的に備わった人間存在の基本である。その「人間」とは、包容性と感覚を備えた肉体を持ち、身体が社会‒文化的な意味を持つ有形の存在であり、それが、自己表現、相互依存、関係性の中心である。この倫理は、認知

症ケアのゴールを、単に患者・他者を害から守る義務から、性表現の権利をサポートする義務も含むものへと拡大する。そのためには、性表現の権利をサポートする社会政策が必要であるし、個々の施設は入所者の性表現とロマンチックな関係性をサポートする実践で、その政策を実現しなくてはならない。》

　そうでした。倫理は哲学から派生した学問なのです。人間というものを哲学的に思索することから、倫理の立ち位置が定まります。そして、実践の方向性はそこから指し示されるのです。あらためて、そのことを確認しました。

コメンタリー2　大北全俊

　戸谷氏が、認知症高齢者のセクシャリティ・性をただ問題として押さえ込むのではなく、「うまく付きあう」方向で考えていこうとされている点には、筆者もまったく同感です。

　セクシャリティ・性については、それがどのような問題であるのか、あるいは問題とされるのか、ということに注意深くある必要があると思います。それが本当に「問題」なのか、もしかしたら「"問題"と思うこと自体が問題なのではないか」、戸谷氏もそういった問題の仕方の位相の違いについて記述されているように思います。

　戸谷氏はまず、認知症高齢者の「セクシャルハラスメント」の可能性について記述されていますが、この場合は他者に向けられた言動の暴力性が「問題」となっていると思います（もっとも「何をもってハラスメントと考えるか」という点で議論が分かれますが）。しかし、高齢者の性をタブーと見なすこと、これは何が問題なのでしょうか。高齢者による性的言動が問題なのか、むしろ、そうしたことを問題だと思う、そのまなざしこそが「問題」なのではないか。1つ目の問題は（もし認知症高齢者についてもセクシャルハラスメントを指摘することが可能だとす

れば）高齢者による周囲の人に対する暴力の問題ですが、2つ目は、周囲の人たちや社会による高齢者に対する暴力の可能性が問題になるだろうと思います。

このような「"問題"と思うこと自体が問題なのではないか」という地平に立つことで、戸谷氏のように「うまく付きあう」という視点が生まれてくるのだと思います。

「セクシャリティ」や「性」にかかわる事象の捉え方は、歴史的社会的に形成されてきた面もあり、すぐにもタブーや偏見から自由になるということは不可能なことと思います。しかし、「"問題"と思うこと自体が問題なのではないか」という問いかけを続けることで、より多様な人の有様が見えてくるのではないかと思います。重箱の隅をつつくようで気が引けなくもないのですが、戸谷氏が「セクシャリティ」や「性」を「異性への興味」と言い換えていますが、「同性への興味」もありますよね。おそらく戸谷氏も同意していただけるだろうと思います。異性だけではなくて、同性への性的指向を持つ認知症高齢者の方もいらっしゃると思います。そういう姿も見えてくるのではないかと期待しています。

【本論文献】

1) 高橋智：認知症の BPSD，日本老年医学会雑誌，48(3)，p.195-204，2011.
2) ドーン・ブルッカー：VIPS ですすめるパーソン・センタード・ケア，水野裕監修，村田康子・鈴木みずえ・中村裕子・内田達二訳，クリエイツかもがわ，p.67-72，2010.
3) 天野直二：BPSD の病態と治療，医学のあゆみ，235(6)，p.668-672，2010.
4) 水戸美津子：「高齢者の性」に関する看護・介護職者の意識調査研究，新潟県立看護短期大学紀要，2，p.44-59，1997.

【コメンタリー文献】

1) Alisa Grigorovich, Pia Kontos.：ETHICS, SEXUALITY, AND DEMENTIA IN LONG-TERM CARE, Impact Ethics, May, 12, 2017.
（https://impactethics.ca/2017/05/12/ethics-sexuality-and-dementia-in-long-term-care/）

9
死亡診断の規制緩和、看護師の代行について考える

八代利香 鹿児島大学学術研究院医歯学域医学系　教授

はじめに

　「住み慣れた地域で穏やかな最期を迎えたい」。人間である限り、いつかは必ず訪れる死を迎える時、穏やかでありたいとは誰もが願うことであり、誰にでも保障されるべき基本的な権利であると考える。しかし、この最期の時の願いは、誰でも公平に叶えられるものではない。現在、我が国では居住する地域により最期の時の迎え方に格差が生じる事態となっている。

　本稿では、在宅での看取りの現状について、死亡確認を取り巻く倫理的課題を中心に述べる。

無医島で最期を迎えられない島民の現状

　我が国は海に囲まれた島国であり、医師が常駐していない離島も多く、そのような無医地区の保健医療体制は極めて不十分である。国のへき地保健医療対策においては、無医村地域の医師の確保が急務とされているが、医師の確保は困難を極めている。鹿児島県十島村（トカラ列島）は、鹿児島県本土から200kmないし350km離れた東シナ海と太平洋の間に位置し、日常的に本土との往来が困難な隔絶性の高い外海遠洋離島である。十島村では、島民が最期を迎えるにあたっては、住み慣れた島を

離れ350km も離れた本土の病院への入院を余儀なくされているという現状がある[1]。

著者らは、平成26年に無医島の世帯主125名を対象に将来暮らしたいと思う場所についての調査を行った。その結果は、「島の自宅」が56名、「島以外」64名、「わからない」3名、無回答1名、両方1名であり、予想以上に島以外で暮らしたいと思っている者が多かった。将来暮らしたいと思う場所を「島の自宅」と回答した者にその可能性について尋ねたところ、「可能」が30名、「不可能」26名であり、「不可能」とした者の理由は、「迷惑をかけたくない」「最期は大変だから暮らせない」「入院施設がない」「島では助からない」などが多く、「火葬ができない」「死亡後のフェリーでの移送が大変だ」等、死亡後の問題についての理由も多くあげられた。島で死ぬことにより周りへ迷惑をかけたくない気持ちを「船の中でもいいから島を離れてから死にたい」と語る者もおり、離島の看護師は、遺体の搬送・埋葬等に関する法的知識が必要であり、島民や家族からの「島を離れる時期」の相談を、病状を踏まえた上でスピリチュアルニーズとして対応することが求められていた。

医療の恩恵を受け住み慣れた島で最期を迎えたいという願望を有しているにもかかわらず、医療に必要な人的・物的資源が充分ではなく、また死後に起こる死亡診断書の交付などの法的な課題を考慮すると、離島で最期を迎えたいという住民の望みは叶わないと認識せざるを得ない現実にある。特に、島に常駐し、へき地診療所で住民の健康を管理する唯一の医療従事者である看護師の業務が法律上制限されており、死亡確認ができないことも住民が死亡前に離島を離れざるを得ない大きな要因と考えられた。

医師法第 20 条による縛り

　医師法第 20 条では、医師が自ら診察せずに死亡診断書を交付することが禁じられている。診察後 24 時間以内であれば死後診察をしなくてもよいが、医師が不在の際に患者が自宅等で亡くなり、死亡確認がすみやかに行えなければ警察が介入することとなる。現行法の下では、死亡したと考えられる患者の身体には、医師が死亡診断を行うまで、人工的な操作を加えることが禁止されており、現状の保存が義務付けられている。

　十島村においては、島外への移動手段がフェリーと漁船しかなく、中之島に常駐しているただ 1 人の医師が臨終に呼び出されたとしても、漁船での移動で最短 45 分、遠ければ 7 時間かかる状況にあり、医師の死亡診断書がすみやかに交付されることが困難な場合が多い。天候不良でフェリーが欠航となり、漁船の出航も困難となった場合は、医師の到着に数日要すことも考えられる。そのため、医師の死亡診断を受けるまでに遺体を長時間保存しなければならない。また、何らかの事情で医師が島に来られない場合には、死亡確認のために本土の病院まで遺体をフェリーで長距離搬送せざるを得ない。このような現状があるために島民は家族や地域に迷惑をかけることを恐れ、最期を迎える前に島を離れなければとの思いから、著者らの調査で「将来にわたって島の自宅で暮らしたい」と回答した者が約 5 割に止まったものと考えられる。

　高波は、往診のできる医師や往診体制をとっている医療機関が多くない現状においては、在宅での終末期医療を望むこと自体が難しいであろうと述べており[2]、まさしくこのことは、十島村の現状であるといえる。「穏やかな看取り」という誰もが望む人間としての尊厳を満たすことのできない医療の現状が、離島には存在している。

9・死亡診断の規制緩和、看護師の代行について考える

死亡確認は患者中心であるべき

　しかし、このような問題は、無医島に限ったことではない。全国の訪問看護ステーションで働く訪問看護師を対象とした藤内ら[3] の研究では、家族もしくは訪問看護師が死亡を発見してから医師が到着するまでの平均時間は約50.3分であり、医師と連絡がつかずに2日半そのままというケースもあったと報告している。死亡確認がすみやかにできないことにより、看取ったあと、死亡確認をするために近くの病院に搬送されたり、救急車を呼んで検死になったり、死後硬直などで清拭などのエンゼルケア（死亡確認後のケア）がしにくいなどの状況が発生していたとしている。また、ある1県内の訪問看護ステーションで働く訪問看護師を対象とした石川[4] の調査においても、医師到着までの最大時間は480分であり、26.7％が医師の立会いがない時に死亡確認を行った経験があり、17.3％が医師の死亡診断を待たずに死後の処置を行った経験があると報告している。臨終間際に患者や家族から連絡を受け患者宅に訪問するまでの平均所要時間については、業務内容や人員数の面からも看護師の方が迅速に訪問できやすい状況にあるとしている。医師は、患者や家族の意思を尊重し最期を見届けたくてもそのようにできない現状にあり、医師の都合による最期の死亡場所の変更が行われている。

　死亡確認のために、死亡してから何時間も放置されるということは、遺体の清拭や整容等のエンゼルケアができないということである。死後硬直は死後1〜3時間から除々に始まり、3〜6時間で全身におよぶ。また遺体の死後変化は、死後30分程度で確認でき、遺体の悪化を予防することも重要である。死にゆく人には、静かに尊厳を持って死ぬ権利とともに、死後、遺体の神聖さが尊重されることを期待する権利がある[5] といわれている。エンゼルケアは、患者の尊厳を守ることと家族へのグリーフケア（悲嘆のケア）を目的とした、別れを象徴する儀礼でもある。

死亡確認のための医師の都合による病院搬送を免れ、自宅で最期を迎えたとしても、死亡確認が遅れてしまうと、尊厳のある死を迎えたとは言い難い状況に陥ってしまう。たとえ亡くなったとしても、死亡確認やエンゼルケアを含んだ医療は、患者中心でなければならず、臨終後においても患者の尊厳は保たれなければならない。

死後診察を経ずに死亡診断書が交付できる要件の緩和

　米国では、死亡確認や死亡診断の方法は州法によって定められ、州によって手続きが異なるが、看護師による死亡確認や死亡診断を認めている。これは、在宅や高齢者居住施設で死亡する高齢者の数が増加し、特に医師不足の深刻な地域において死亡確認を受けるまでに何時間も放置されたままという状態が生じるようになったことが背景としてある[6]。まさしく現在の我が国と同じ状況であり、そのことが問題視されて、看護師による死亡確認や死亡診断を認めてきたという経緯がある。

　現在我が国では、約8割の患者が病院で亡くなっているが、厚生労働省は2005年の第17回社会保障審議会医療保険部会「患者の意思を尊重した適切な終末期医療の提供によって、自宅等での死亡割合を4割に引き上げる」と数値目標をあげ、在宅医療を推進している。これには、死亡数の将来推計が2015年の130万人に対し2025年では約23万人、2040年では約36万人も増加する見通しがあり[7]、今後、住み慣れた自宅や介護施設等で死亡する人の数がますます増加することが考えられるためである。しかし、先行研究で示されたように、死亡確認を取り巻く例は、尊厳ある安らかな最期とはほど遠い状況であり、人々が望む場所で、本人も遺族も納得する最期を迎えるための体制の構築が急務となっている。

　そのようななか、平成28年5月19日に内閣府の規制改革会議の第4

次答申において、「在宅での看取りにおける規制の見直し」が明記され、医師による対面での死後診察がなくても要件を満たす場合には、死亡診断書交付を認める方針が決定された。それに先立ち、日本看護協会は平成27年度、医師不在・医師確保困難地域等における在宅看取りの体制確保に向け、医師法第20条但し書きの「死後診察を経ずに死亡診断書が交付できる要件の緩和」を政府に要望していた。平成29年9月には、厚労省より具体的な運用として「情報通信機器（ICT）を利用した死亡診断等ガイドライン」が公表され、今後、看護師が死亡確認を行うようになることが現実となる。

看護師による死亡確認と今後の課題

看護師は365日、24時間、最も患者の近くにいる医療従事者であり、特に医師不在の離島では、常駐して診療所を実質管理している、島民に最も身近で頼りにされている存在である。加えて訪問看護師は、療養中から継続して患者をケアしており、患者や家族との信頼関係が構築されている。最期の看取りは、その時だけのかかわりではなく緩和ケアから続く延長線上にあるものだと考えると、自宅で最期を迎えることを望む患者にとっては、訪問看護師が死亡確認を行うことは受け入れやすいのではないかと考える。

看護師が責任を持って死亡確認を行うことができるようにするためには、エンゼルケアのほかにも死の3兆候や法医学に関する知識と技術の習得が必要であり、そのための教育が重要となる。著者らが平成23年度に行った無医島の看護師を対象とした調査では、看護師は研修を受けたくても一時的に看護師不在の状態にしたままで島を離れることができず、研修を受けられないという現状が明らかとなっている。離島やへき地の看護師を対象とした研修を実施する際には、代替で役割を担ってく

れる看護師の確保が必須であり、開催の日程等も考慮されなければならない。また、米国における終末期ケア戦略の例のように、その人材育成を効率的に行うためのeラーニングの積極的な活用や、現地に赴いての教育の工夫も必要である。

　平成21年3月の「へき地保健医療対策検討会報告書（第11次）」では、へき地等における歯科医師体制や看護職等への支援方策についても、原則、医師等に対する対策と同様の取り組みを行うことが必要であるとの考えが示された。しかし、著者らが平成28年度に行ったへき地医療拠点病院を対象とした調査では、へき地の看護職への支援を行っていたのは29.7%であり、平成22年の塚本ら[8]の調査で示された32.5%と大きな差はなかった。また、平成27年3月の「へき地保健医療対策検討会報告書」では、へき地医療拠点病院のおもな役割とされている巡回診療、医師派遣、代診医派遣のいずれも実施していない施設は22.6%であったのに対し、著者らの調査では、看護職派遣を実施していない施設は82.8%であった。看護職派遣を困難にしているへき地医療拠点病院の課題として、病院の人員不足による支援困難、連携および支援体制構築の難しさ、へき地医療の情報や知識の少なさがあげられ、看護職の派遣については、システムが整っていないことが考えられた。死亡確認の実施が特に必要と思われる離島やへき地の看護師が、安心して看取りケアの実践ができるような教育体制を整えるためには、国や行政レベルでのへき地への看護職派遣を含めた支援が必要である。

おわりに

　臨終に際して死亡診断を交付してもらうという目的で、自宅を離れ医療施設に搬送されたり、死亡確認ができないために遺体が放置されるという現実からは、個人の価値や平等、個人の尊重（尊厳）を基盤とした

基本的人権が十分に保障されていないと考えざるをえない。また、人が自己決定し、選択できることを尊重することであるといわれている「自律の尊重の原則」が保障されているとは考えにくい。死亡確認は医師中心ではなく、患者中心に行われるべきであり、臨終後においても個人の尊厳は保たれるべきである。

医療専門職としての看護師の存在とその果たすべき役割の拡大は、患者の利便性と尊厳を守るために今後実現を目ざすべき重要な課題である。

コメンタリー1　浅井 篤

本書の編集に参加していていちばんよいことは、自分がまったく知らなかった問題を考える機会を得られることです。私は四半世紀前、佐渡ヶ島の病院に3カ月間勤務をしたことがありますが、本稿の舞台になっているような無医村の離島で過ごした経験は一度もありません。そもそも自分がそこに行けば定義の上では無医村ではなくなってしまいます。いずれにせよ私の想像をはるかに超えた状況が存在しているようです。死後への懸念から終の棲家を変えざると得ないというのは尋常ならざる状態です。

多くの倫理的・社会的・法的問題には賛否両論があって、判断が難しい場合もありますが、今回問題になっている状況下で「死亡診断の規制緩和をして看護師が代行してもよいか」という問いに対しては、まったく問題ないと答えたいと思います。別に脳死判定をして臓器を摘出しようというのではありません。生命維持装置を外そうというのでもありません。自宅で静かに最期を迎える方たちを最も望ましい形で看取るという話です。ぜひ代行を可能にしていただきたいと考えます。本状況ではほかの好ましい選択肢は思いつきません。

もちろん時として死亡診断は難しいことがあります。「ご臨終です」

と宣言してから心電図モニターの波がピクンと跳ねることが皆無とは言いません。しかし、死亡診断に2日間かかるとか、死亡確認のために救急搬送されたり、死後硬直のために死後のケアができなかったりするのはどう考えても受け入れ難いです。しっかりとトレーニングを受けた看護師による死亡診断を可能にするよう法律を変えるようにすべきでしょう。

ただ倫理的に正しいことはわかっていても、この問題を解決するには現実的な対応が求められます。規制緩和を適用する条件とか死亡診断をしてもよい看護師の資格認定とかクリアすべき現実的問題がたくさんあるでしょう。看護師に対する教育の機会や評価方法の問題もあります。それでも、すべての煩雑で官僚的なバリアを乗り越えるだけの価値がある改革であると思います。

最後に、「患者中心の死亡確認を」という言葉はとても新鮮であり画期的です。個人の尊厳がおよぶ範囲を死ぬ過程と死の瞬間を超えて死後にまで広げようという精神を市民に浸透させ、死後に適切な扱いを受ける権利の重要性を社会に定着させるためには重要な用語となるでしょう。反対語は医師中心の死亡確認になるのでしょうが、これはあまりいただけない感じがします。ただ個々の医師のせいで現状の問題が引き起こされているわけではないことは確認したいと思います。

コメンタリー2　小西恵美子

八代氏の論考は悲しい。住み慣れた島で平和な死を迎えることは「人間の基本的権利である」こと、死亡確認や死後のケアは「患者中心でなければならず、患者の尊厳が保たれなければならない」こと。この当たり前の考えを看護実践に移すことが叶わない。できるのは死の近い島民が島を離れて行くのを見送ることだけ。医師法の縛り、それと、八代氏が一度ならず書いている「医師の都合のため」に。まさにこれは、離島

や過疎地で働く看護師の長年の道徳的苦悩[注1]であるし、現代の医療制度下の「姨捨て」と言ってよい。

氏の文献欄を見ると、看護の実践家・研究者たちがこの問題の実態をデータで示してきたことがわかる。その努力活動が、2015年、日本看護協会による「在宅等での看取りにおける死亡診断の要件緩和」の提案、そして2017年9月の「情報通信機器（ICT）を用いた死亡診断等の取扱いについて」と題する厚労省ガイドラインへとつながってきたことと思う。因みに、島民の臨終に、遠くからでは医師法が定める時間内に駆けつけようにも駆けつけられないことは、医師にとっても道徳的苦悩と思われる。医師の側、例えば日本医師会からも、規制緩和の求めはあったのだろうか。

かつて、長野県看護大学で看護政策学を教えたAnita Fisher教授は、患者を守る看護師の政策的行動戦略を話された。その1つが「データの力」。Fisher氏が看護部長であったカナダの病院の手術室ナースは、術後の回復時間や合併症が、手術した医師によって特徴的に異なることに気づいていた。そこで、麻酔開始から執刀、抜糸等の時間や合併症等の記録データを、医師の名前とともに一覧表にして壁に貼り出した。それにより、特定医師の「手術下手」が劇的に改善したという。これは、「データの効果的な提示戦略」が重要ということも示唆している。

その他の戦略には、「患者を味方に」「集団の力（collective power）」などもあった。八代氏は、上記の規制緩和で必要となる研修を、島の看護師は受けたくても受けられない現状にあることを示すデータから、研修期間中の代替要員の確保やeラーニングの活用などを提案している。それらが保証されなければ、現状は実質何も変わらないことになる。データとともに患者の声を政策に届けることが大事であるし、たくさんの署名集めも必要だ。

カナダの看護協会からは、日本の山村にいるFisher氏の元へもメー

ルがよく来ていた。こういうメールは協会が政治的行動をとろうとする
たびに来るとのことで、「これが集団の力」と言いながら支持の署名を
送っていた Fisher 教授を思い出す。

【本論文献】
1) 白川真紀, 八代利香, 吉留厚子他：島民が住みなれた島で最期を迎えることのできない要因と課題, 日本看護倫理学会誌, 2(1), p.30-34, 2010.
2) 高波澄子：訪問看護師による在宅患者の看取りと死亡診断書——医師法第20条から考える, ホスピスケアと在宅ケア, 10(3), p.253-258, 2003.
3) 藤内美保, 桜井礼子, 草間朋子：在宅終末期医療に関わる訪問看護師の「死亡確認」に関する実態・提案——特定能力認証看護師の医行為, 看護管理, 22(4), p.324-332, 2012.
4) 石川美智：在宅での看取りに関わる訪問看護師の臨終時の現状, 死の臨床, 34(1), p.134-140, 2011.
5) デヴィッド・ケスラー, 椎野 淳訳：死にゆく人の17の権利, 集英社, 1998.
6) 岡村世里奈：米国の高齢者終末期ケアの動向⑤看護師による死亡確認・死亡診断, 病院, 69(6), p.467-469, 2010.
7) 国立社会保障・人口問題研究所：日本の将来推計人口（平成24年1月推計）, 出生中位（死亡中位）推計, 国立社会保障・人口問題研究所, 2012.（http://www.ipss.go.jp/syoushika/tohkei/newest04/sh2401smm.html）
8) 塚本友栄, 関山友子, 島田裕子他：へき地医療拠点病院看護職の現状とへき地診療所看護職支援との関連, 日本ルーラルナーシング学会誌, Vol.6, p.17-33, 2011.

【コメンタリー文献】
注1）道徳的苦悩：本書の p.155-156 を参照

10
守秘義務と警告義務　どちらが重いのか？
精神障害者が起こす殺傷事件から考える

門岡康弘　熊本大学大学院生命科学研究部・生命倫理学分野　准教授

　患者は、"このことについては、ほかの誰にも言わないでくださいね"
と依頼することがあるが、その秘密を守ることによって第三者に危害が
およぶかもしれない。危害の例として、感染症の伝染や暴行などが想像
できるだろう。このような場合に、医療者は患者のいうとおりに従って
よいのか？　本稿では、精神疾患を持つ患者が殺傷事件を起こした 2 つ
の事例を参照し、医療者の守秘義務と警告義務の重さを比較考量する。

精神障害者が起こした 2 つの事件

1) タラソフのケース（米国カリフォルニア州、1969 年）[1]

　P という精神病患者が、大学病院の外来クリニックの担当者に、「あ
る女性が外国から帰国したら殺害するつもりだ」と述べた。患者はその
女性の具体的な名前を述べなかったものの、その女性が誰なのかは容易
に予想できた。主治医たちは P を精神病院で診察すべきと判断し、大
学警察に拘留を依頼した。警察は短期間のみ患者を拘留したが、患者が
理性的な状態にあると判断し、直ちに釈放した。そして、当該女性（タ
ラソフ）が帰国した際、P は本当に彼女を殺害してしまった。診察にあ
たった医師たちは、P が殺意を持っていると彼女に警告していなかった。
この事件で、患者の主治医たちは、「危険にさらされている個人に警告

するという義務を怠った」として被害者の両親から訴えられた。裁判所は、プライバシー保護の重要性を認めつつも、他者の危険を防ぐためには、守秘義務は放棄されなければならなかった（警告義務しなければならなかった）と判断した。

2) 女子高生のケース（長崎県、2014 年）[2]

2014 年 3 月、長崎県に住む女子高生は父親に大けがを負わせたことから、複数の精神科医の診療を受けるようになった。そして、学校の教職員に「人を殺してみたかった」と打ち明けた。同年 6 月、担当医は県に「このままでは人を殺しかねない」と連絡した。担当医は守秘義務に配慮し、女子高生の名前は明かさなかったが、児童相談所や警察などと情報共有し、問題の拡大や発生の防止を図るために連携・協力しようと意図した。しかし、県は対策を講じなかった。7月になり、女子高生が「人を殺したい」という欲求を表明したことから、両親は彼女を精神科に入院させたいと申し入れたが、受け入れ患者数が多いという理由から断られた。

また、児童相談所に電話したが時間外のため対応は得られなかった。そして、担当医・心理カウンセラーとともに今後の具体的な対応を協議・検討し、「直ちに警察に行くのは不適切である。まずは児童相談所へ相談する」と結論した。両親は 7 月 27 日の朝に同児童相談所へ相談に行くと決めた。しかし、その前日の 26 日に、女子高生は同市の 15 歳の少女を殺害してしまった。その後、一部のマスメディアやコメンテーターは、加害者の実名を当局へ通知したり、彼女を強制的に入院させていたなら危害を予防できたとして、担当医らを非難した。

この 2 つのケースの共通点は、加害者が精神科医の評価を受けていたこと、担当の精神科医が他害の危険を認識して公的機関に連絡したこと、加害者は事件を起こす前に自由な状態であったことから危害が発生した

ことの３点である。一方、潜在的な被害者を危害の前に特定できたかどうか、加害者となった患者の名前を警察や行政などの公共機関に対して公にしたかどうか、そして通報を受けた公共機関の対応があったかどうかという３点において、２つのケースは異なる。

守秘義務と警告義務がもたらすジレンマ

　医療者は、診療やケアにおいて知りえた患者に関する秘密を他人に漏洩してはならない。医療者の守秘義務は、患者のプライバシーの保護だけでなく、尊厳や全人性の保護、自由や自律の尊重、医療者─患者間の関係の確立と維持、それによる診療アウトカムの向上、差別などの患者が被りかねない社会的不利益の防止などを目的としており、ヒポクラテスの時代から医療者が遵守すべき重要な職業倫理規範とされている。そして、単なる倫理的義務ではなく、すでに法的な義務となっており、我が国では刑法134条に規定されている。

　しかし、医療者の守秘義務の遵守は絶対ではない。“正当な理由”がある場合に、守秘義務違反を犯すことは容認される。そのような例外的場面としては、患者本人が秘密の開示に同意・承諾する、チーム医療として多職種や複数の医療機関で患者の治療に必要な診療情報を共有する、患者が十分な意思決定能力を持たない場合や虐待を受けている場合に患者本人を保護する必要がある、法令などの規制の要請などにより公共の利益を保護する必要がある、そして第三者を保護する必要があるといった状況があげられる。

　そして、この第三者保護の必要性という状況では、タラソフの事例からわかるとおり、医療者には第三者に対する警告義務が発生すると考えられる。そのような場面として、なんらかの感染症に罹患した患者が感染予防策をとらずに家族やパートナーと濃厚な接触をしようとする状況

や、精神疾患患者が他者を傷つける計画を表明する状況などが想像できるだろう。このような場合に、医療者は倫理的ジレンマに陥る。すなわち、秘密保持という患者の利益を優先すれば、患者本人との信頼関係を維持できるが、罪のない第三者を保護する機会が失われてしまう。一方、第三者に対する警告義務を優先するなら、当該の患者はプライバシーを保護されないことから、医療者や医療機関を避けたり、自分の健康に必要な事実を隠す可能性が出てくる。患者の病状は悪化し、医療者はその患者からの信頼を失うかもしれない。そして、ほかの多くの患者が医療を信用しなくなるかもしれない。

　医療者に警告義務が発生する要件として、次の5点が医療倫理の教科書には述べられている[3]。
　　・特定の第三者に対する潜在的危害が重大である
　　・特定の第三者に危害が及ぶ見込みが高い
　　・警告以外には危険にさらされている第三者を保護する手段はない
　　・守秘義務の解除によって危害を回避できる
　　・警告によって患者本人が被る害は最小限に抑えられ、許容できる
　これらが守秘義務の違反と第三者を保護するための警告を決断する際の検討事項として重要なことについて異論はないだろう。しかし、残念なことに、これ以上に詳細で具体的な表現はいまのところ存在しない。

考察——守秘義務と警告義務はどちらが重いのか？

　上記の全条件が満たされる際には、医療者の対応として、守秘義務よりも警告義務のほうが重くなると結論できる。しかし、どうすれば、条件が満たされたと確信できるのだろうか？
　例えば、危害の見込みや警告によって特定の第三者を保護できる可能性を数量的に表現できるわけでもなく、たとえ数値化できても、守秘義

務違反が容認される基準は定められていない。また、評価者全員の予測が一致することはないだろう。そして、守秘義務の解除によって患者本人が被るダメージと警告によって第三者が得る利益を比較する定式は存在しない。さらに、長崎のケースのように、第三者を特定できない場合がある。そのような状況では、誰にどのように警告すべきなのか？　危害を与えうる患者の氏名や容姿を不特定多数の者にテレビや新聞を通して開示し、注意や避難を呼びかけるような行動が現実的な対応であるとは思えない。過度な対応は、患者を残酷な加害者と見なしているとして、非難されるかもしれない。

　本来患者は弱者であり、保護や治療の対象となることを忘れてはならない。警告義務を果たそうとする際には、潜在的被害者の特定、危害の程度と可能性、警告の代替手段の有無、警告によって当該患者が被りかねないダメージの評価といった不確実性を伴う問題点をクリアしなければならないということになる。しかし、ほとんどの場合において、それは困難だろう。医療者は予知能力を備えているわけではなく、いろいろな現実的制約のなかで最善の方針を模索しなければならない。

　結局のところ、守秘義務と警告義務の重さは、前述した問題点に関する確固たる根拠がそろわない限り、比較できない。そのような確定的状況はめったにないだろう。したがって、ほとんどの場合、2つの義務のどちらが重いのかが判明するのは、医療者がなんらかの行動をとったあとになる。守秘義務を最後までつらぬき、実際に危害行為が発生しなかったら、その慎重な判断は評価されるだろう。警告によって第三者への危害を予防できたことが判明したら、警告の判断は称賛されるだろう。しかし、患者のプライバシーの侵害の度合いについては疑問や異議が生じるかもしれない。

　一方、守秘義務を固守し、第三者に対する危害が実際に生じたら、担当医療者は警告義務を怠ったとして非難される。警告したのに危害行為

が発生しなかったら、患者のプライバシーを侵害したとして非難される
かもしれない。守秘義務と警告義務がもたらすジレンマは深刻である。
患者と第三者のどちらにもダメージがまったくないという状況は想定し
にくい。しかし、医療者は実際に判断してなんらかの行動をとらなけれ
ばならず、その帰結について責任を負うことになる。行動がもたらした
結果だけで医療者が評価されるのはフェアではない。むしろ評価される
べき事項は、両者のダメージを最小化するための配慮であろう。

　判断と行動がもたらした結果よりも、それらに至るまでの姿勢のほう
が重要である[3]。すなわち、守秘義務を可能な限り遵守することで秘密
漏示によるダメージを小さくし、健康上の利益を達成することによって
患者に対する忠誠を尽くすこと、他方で潜在的危害に関する詳しい評価
によって第三者や公共の利益を守ること、加えて患者や社会からの期待
や信頼を維持すべく医療者のインテグリティ（誠実さ）を守ろうとする
ことの3点である。

コメンタリー1　小西恵美子

　日本はしばしば「御上（オカミ）」先行で世の中が動く。一昔前、守秘義務など
はほとんどなじみがなかったが、個人情報保護法の制定あたりから社会
が変わった。しかも、法は「正当な理由なく」といっているにもかかわ
らず、これを意識・無意識にパスして、職務上知りえた秘密は「絶対に
漏らしてはいけない」と捉え、児童や高齢者の虐待防止の機会を逸した
り、災害時の安否確認の問い合わせに応じないなどが生じている[1]。そ
ういった見方からすれば、守秘は絶対的な義務で、他の義務とジレンマ
を感じることはないだろう。門岡氏の「正当な理由がある場合に、守秘
義務違反は容認される」は非常に重要で、だからこそ、守秘義務と警告
義務とに倫理的な葛藤が生じるのだ。

　さて、この2つの義務は「どちらが重いのか？」。門岡氏はこれには

Yes とも No ともいわず、「……両者のダメージを最小化するための配慮であろう」で始まる数行を末尾に述べているだけである。が、氏の主張はそこに凝縮されている。見逃してはいけないと思う。

次のエピソードを思い出す：高齢者施設で実習中のこと、学生は施設スタッフが認知症の高齢者に暴言・暴力で接している場に居合わせた。学生はすぐにそれを実習指導者に報告した。当指導者にとって、これは深刻なジレンマだった。もし、この情報を施設管理者に通報すれば、学生は激しく非難され、また学校は大事な実習施設を失いかねない。しかしもし黙っていれば、スタッフの虐待と入所者の被害は続くだろう。A：学生には箝口令を敷き、自分も黙っているか。それとも、B：施設管理者の所へ行って学生の目撃情報を伝えるか。

実習指導者は、後者を選んだのだった。幸運にも、事態は関係者皆が満足できる落着を見た。施設管理者はすぐに学生を呼び、学生の行動を称賛した。そして、当のスタッフと密かに会って話を聞き、彼に穏やかにカウンセリングをしたのであった[2]。

もう1つ、米国のナースプラクティショナー（NP）の実践を見学してきた友人が次の話をしてくれた：NP が開設しているクリニックでは、注射針の使い回しによる HIV 等の血液感染症を防止するために、ディスポの注射キットの配付が重要な事業の1つとなっていました。注射器を使う人といえば、まずは麻薬患者ですよね。でも、そこのナースは麻薬患者が来たとしても通報しないそうです。なぜなら、この事業の第一目的は感染防止であって、そのためには利用者から信頼されてここに来てもらわなければならないから、ということである。

この2つに登場する医療者には、自分たちは何のために仕事をしているのかということへの断固とした姿勢がある。そこに感動を覚える。倫理に大事な要素は理性や理論だけではない。直感や感情、人柄、人生経験や職業経験。それらが加わって初めて、よい判断・よい行動が導かれ

る。

コメンタリー2　江藤裕之

　「守秘義務と警告義務　どちらが重いのか？」——医療に従事される
皆さんにとっては本当に難しい問いかけだと思います。まさに倫理的な
ジレンマ（ethical dilemma）といってよいでしょう。

　もちろん、どちらも大切です。しかし、どちらかとあえて聞かれれば、
ケースバイケースとしか言いようがないでしょう。結果の状況次第とい
うことです。つまり、多くの場合、どのような結果になったかで判断の
よしあしが決まる、つまり、結果責任ということのようです。

　本稿にもあるように、守秘義務と警告義務のどちらの義務が重いのか
を判断するのは、ほとんどの場合、医療者がなんらかの行為をとったあ
とになります。守秘義務を守ることで、結果として何も悪いことがなけ
ればよいのですが、なんらかの被害や犯罪が起きてしまえば、その判断
は非難されるでしょう。また、守秘義務を破り、必要な場で警告を行う
ことで、危害を未然に防ぐことができれば、その行為は称賛されますが、
特に何も事件が起こらなければ、患者のプライバシーを侵害したとして
非難されるでしょう。

　このように結果次第で評価が変わるようでは、そして、場合によって
は犯罪者扱いされることがあるとすれば、どちらの義務を遵守するかの
判断はまさに賭けであり、自らの信念や原則に基づいた決断は難しいの
ではないでしょうか。そこで、門岡氏は「判断と行動がもたらした結果
よりも、それらに至るまでの姿勢の方が重要である」と述べています。
私も、そのとおりだと思いますが、この「姿勢」をどのように評価する
のかも難しいのではないでしょうか。

　この点について、門岡氏は患者に対する忠誠心、公共の利益、医療者
のインテグリティを守ることと述べています。こういった姿勢こそが評

価されるべきであるという考えには賛成しますが、この3点を等しく守っていくというのはなかなか難しいような気がしてなりません。

　結果責任といえば、政治家もそうです。動機や方法にかかわらず、結果がよければ評価され、悪ければ非難されるのが政治家の常です。では、結果さえよければどのようなプロセスでも構わないのかというと、それは問題です。やはりそこには、自分がよって立つ価値、信念、原則、倫理観がなくてはいけません。

　医療者の場合も同じでしょう。そういった徳目について社会的なコンセンサスが必要だと思います。医療者間だけでなく、社会的なインテグリティも築き上げていく必要があるように思えます。

【本論文献】

1）稲葉一人，児玉聡ほか著／赤林朗編：入門・医療倫理Ⅰ，勁草書房，p.175，2005.

2）Kadooka Y, Okita T. and Asai A：Ethical Obligations in the Face of Dilemmas Concerning Patient Privacy and Public Interests：The Sasebo Schoolgirl Murder Case. Bioewthics, 30(7), p.520-527, 2016.

3）Lo B.：Resolving Ethical Dilemmas：A Guide For Clinicians, Third Edition, Lippincott Williams & Wilkins, Philadelphia, USA, p.39-40, 2005.

【コメンタリー文献】

1）小西恵美子編：看護倫理（改訂第2版）―よい看護・よい看護師への道しるべ，情報プライバシーと守秘義務，太田勝正，南江堂，p.112-120，2014.

2）Megan-Jane Johnstone：Bioethics; a nursing perspective 5th ed, Elsevier Health Sciences, Netherland, p.111, 2009.

11
「薬害」といわれている子宮頸がん予防ワクチン接種を推奨するべきか

大北全俊 東北大学大学院医学系研究科・医療倫理学分野　講師

"transparency" の実践

　タイトルの問いに、誰が応答するべきか。公的な政策決定にかかわることなると、医療・公衆衛生の専門家が中心となるべきだろう。筆者は医療に関する専門教育を受けたことはなく、人文学系の領域から医療・公衆衛生の倫理について研究・教育に携わっている。「ワクチンの有効性は？」「副反応とされている症状とワクチンとの因果関係は？」と問われても、やはりそれぞれの「専門家」による研究や意見に頼らざるをえない。

　では、「応答するべきではない」とまでいわれると、それはちょっと違うのではないかと思う。なかでも「子宮頸がん予防ワクチン」といった予防接種など公衆衛生の施策は、主に公的な資金を基に行われ、またその実施の結果は個人だけには納まらない影響を持つものが多い。

　予算などの限られた資源を何にどれだけ配分するべきか、国家など公的機関が市民に対してどのような情報をどの程度提供するべきか、なんらかの被害が発生した場合にどれほどの救済をどういう根拠でなすべきか。公衆衛生の施策は、科学的事実のみによって自動的に決定されるものではなく、なんらかの価値判断を伴わざるをえない。それゆえ海外では、公衆衛生の施策が科学的のみならず倫理的に妥当であるか否かとい

う議論も、細々とではあるが重ねられている（日本ではほぼない）。

　そのなかに、"transparency" という概念が持ち出されることがある。日本語に訳せば「透明性」。ある公衆衛生の施策が、どのような過程を経て実施されるに至ったのか、またその施策は科学的・倫理的に妥当なものだったのか、それら施策の決定過程と事後検証などを、広く市民に公開し吟味されるようにすることを意味する。社会的に影響のある公的な営みについて、市民の参画を保障することそのものの重要性を指摘する議論である。表題の問いに戻れば、誰もが「応答を望めば応答することができる」ということが重要だ、ということになるだろう。もちろん当事者性や専門性によってその応答の持つ重みは異なる。

　そこで、この論考では、筆者なりに表題の問いに応えるために、まずは "transparency" にかかわる実践を試みてみようと思う。それは、どのようにして「子宮頸がん予防ワクチン」が「積極的勧奨」の対象となったのか、そしてどのようにして現在のように「積極的勧奨」を取りやめるに至ったのか、「公的に」決定に至った過程をたどってみたいと思う。「これからどうするか」について応答するためには、「そもそもどうしてこうなったのか」という公的な議論の経過を確認することが "transparency" にとってとても重要なことと筆者は考えている（「表舞台」に表れない諸々の権力によって筋書きがつくられているのかもしれないが）。

　ではどうやって？　厚生労働省などの省庁がなんらかの政策を立案するにあたっては、有識者を集めて「審議会」というものを設立し、専門的な知見から提言を求め、それを政策に反映させていく。この審議会の議事録がネット上で公開されており、それをたどればどういったやりとりを経て提言にまとめられ政策に反映されていったかがわかる。「子宮頸がん予防ワクチン」が予防接種法の改正に伴い定期接種の対象となった経緯については「厚生科学審議会 感染症分科会予防接種部会」、当該

ワクチンの積極的勧奨が中止された経緯については「厚生科学審議会予防接種・ワクチン分科会副反応検討部会」、それぞれの議事録の関係箇所をざっと追ってみた。

　ちなみに、人物の所属をはじめ、そこでのワクチンの有効性などにかかわるデータは議事録当時のものであり現時点での有効性などの判断には用いることはできない、ということに留意してほしい。

議事録を読む

①「厚生科学審議会（感染症分科会予防接種部会）」議事録

　同部会は 2009 年 12 月 25 日を初回として 2013 年 1 月 23 日の第 24 回をもって閉会している。その一部として「子宮頸がん予防ワクチン」を定期接種とするか否かの議論、おもにその有効性と制度的位置づけをめぐる議論が含まれている。

　有効性をめぐる論点について大きく取りあげられたのは第 12 回（2010 年 8 月 27 日）である。参考人として今野良氏（自治医科大学附属さいたま医療センター）と神田忠仁氏（理化学研究所 新興・再興感染症研究ネットワーク推進センター）にワクチンについて報告および議論をさせている。今野氏は、WHO 等世界での推奨の動き、子宮頸がんの原因とされるヒトパピローマウイルス（HPV）の感染予防効果、安全性、費用対効果、健康格差が生じないための公的助成の必要性など、積極的な推進の論拠となるものを報告する。これに対して、神田氏は主にワクチンとしての効果の持続性に関してデータがないということなどを指摘する。必ずしも神田氏はワクチンそのものを否定しているわけではないが、今野氏が提示する有効性の根拠に疑問を提示している。この神田氏の指摘に対する今野氏の応答が興味深い。

　今野「実際に、いまの神田先生のような慎重な立場をとられれば、時

が経っていかないとこの結果（ワクチンの持続的な効果：筆者加筆）は出てこないということになります。ただ、それでは学問として皆さん方の要望（「ワクチンの有効性について科学的に明確にして欲しい」という要望のことか：筆者加筆）に応えられないということがあるわけで、モデリングという学問があります。（中略）すでにわかっているデータという意味ではありませんが、推測という学問の上での評価は出ているということです。」

　およそこのワクチンの有効性をめぐる議論は上記のようなやりとりに集約されているように思われる。より確実なデータを求めるべきか、それとも実用化を早めてその予防効果を期待するべきか、折り合いをつけるとすればどの程度のエビデンスであればよいのか。これは技術の有効性の評価を巡る根源的なジレンマであると思われる。しかしながら、この議論についてはこれ以上掘り下げられないまま、当ワクチンを予防接種制度にどのように位置づけるかという議論に移行する。ただ、「あくまである種のHPVへの感染を防ぐためのワクチンであって、子宮頸がんそのものの予防は期待に留まる」というような指摘が、「子宮頸がん予防ワクチン」という名称への違和、あるいは将来的な危惧の表明とともに数名の委員から繰り返しなされていた。

　そしてこのワクチンを予防接種制度にどのように位置づけるべきか。公的に接種を推奨されるワクチン（定期接種）は、改正前には一類・二類、改正後はA類・B類という名称で区別されている。

　一類は「集団予防効果の高い疾病」「致死率が高く社会的損失の重大な疾病」が、二類は「個人の発病・重症化の防止」としておもにインフルエンザのワクチンが該当していた。一類にはその対象者に接種の努力義務が課せられており、対象者への個別通知（接種していない場合は再通知）、また事実上ほぼ無料で接種が可能といった「積極的な勧奨」がなされていた。それゆえ副反応による補償額も二類より手厚い。では子

宮頸がん予防ワクチンをどちらに振り分けるべきか。区分のあり方その
ものの改正の可能性も含めつつ、はじめ厚労省側から一類の要件には該
当しないということで二類の提案がなされた（第20回 2012年1月27
日）。

　しかし次の会では、同じく厚労省から、一類の要件を「致死率が高い
ことによる重大な社会的損失の防止を図る目的で、予防接種を行う疾病」
から「致命率が高いこと、または感染し長期間経過後に死に至る可能性
が高い疾患になることによる重大な社会的損失の防止を図る目的で予防
接種を行う疾病」に変更することで一類への位置づけを提案される（第
21回 2012年3月29日）。

　こうして、予防接種法の改正に伴い子宮頸がん予防ワクチンは一類に
代わるA類として「積極的な勧奨」の対象となる。区分への位置づけ
に揺らぎがあったその理由については、HPVが性感染という個人の行
動によって感染し、がん化の率が低く長期の経過を必要とする、また検
診による予防という代替手段があるといった点から、麻疹など急性でか
つ集団で感染が広がるものと比較して「集団予防」というよりは「個人
予防」の性格を持つから、というあたりが議事録から（明記はされてい
ないが）垣間見られる。しかし、二類・B類だと補償が手薄になってし
まう。そこで要件そのものを変更しつつA類に位置づけた。

　このように子宮頸がん予防ワクチンはその有効性の評価に伴うジレン
マと予防接種の制度的区分の収まりの悪さ、この両方を担いつつ2013
年4月に国が主導する「積極的勧奨」の対象となる。そしてそのおよそ
2カ月後に「積極的勧奨」が中止となる。

②「厚生科学審議会（予防接種・ワクチン分科会副反応検討部会）」議事録
　この部会は予防接種法改正後2013年5月16日を初回として、執筆
時点でも継続されている（2017年9月22日に第30回を迎えた）。

初回は相次いで報告され始めた副反応（「有害事象」と呼ぶべきという声もある）に関するデータ収集の必要性が指摘されて閉会、そして第2回（2013年6月14日）に集められたデータを基に今後のあり方について方針を決定することになる。副反応に苦しんでいる人たちへの救済の必要性については委員全員にぶれはなかったが、このままA類として継続するべきか、それともB類にするなど「積極的勧奨」を取りやめるべきか、議論がなされた（定期接種を中止するべきという意見はなかった）。B類への変更の根拠は、やはり子宮頸がん予防ワクチンが集団予防の必要性に乏しいという点などであった。

　おおよそ議論のなかで共有されつつある認識が、想定されていなかった副反応についてなんらかの対策は必要だということ、そしてワクチンの有効性についてジレンマを抱えているとしても受けたい人が受けることのできる環境は維持されることが望ましいこと、そして手厚い補償がなされるようにしておくこと、であった。そこで提示されたのが「A類のまま個別の通知などの積極的勧奨のみやめる」という方針である。そして、その日のうちに積極的勧奨を控えるという勧告が厚労省より提示された。

そして現在に至る

　ここまでの経緯を振りかえると、勧奨中止を行ってからおよそ4年、制度的には動きがない要因が垣間見えてくるように思う。副反応とされる諸症状とワクチンとの因果関係の解明の困難さはさることながら、子宮頸がん予防ワクチンが持つ有効性のジレンマと従来の集団予防的な予防接種制度への収まりの悪さを、実は「A類だけども勧奨せず」という現在のあり方が解決してしまっている。そして皮肉にも現状は、個人の自己決定を情報面でも制度面でも支えるものになっているとも言う

114

る。うるさくいわれること無く、受けたい人が、お金の心配なく（定期
接種の対象者であれば）、受けることができ、そして比較的手厚い救済
制度がある。

　しかし、このような厚労省、そしてその基となった部会の決定につい
て、「丸投げ」という批判があった。「自己責任で打ってもいいというの
は、国や専門家の責任逃れだ」という保護者の発言が記事になっている
（朝日新聞 2013 年 6 月 18 日）。確かに、国が「勧めない」といってい
るワクチンをそれでも接種する人は限られており、接種率は激減する。
接種するための制度的な環境はなんら変わっていないにもかかわらず。

　ここに、公衆衛生の施策に対する、個人の自己決定の限界と、「国」
の「勧める」「勧めない」ということの持つ重みが明確に表れているよう
に思う。タイトルの問いに応答するにあたり、「国」としてどうする
べきか、ということを抜きにはできないように筆者としては考える。そ
の際、改めて現在の A・B の区分を前提とする予防接種制度が各種の性
格を持つワクチン接種に適したものなのかということの再検討と、なに
よりメリットとデメリットの比較考量という（専門家が担うべきとされ
ている）科学と何を目的とするべきかという価値判断を踏まえた政策決
定のあり方の再検討が必要ではないかと考える。仮に、今回の子宮頸が
ん予防ワクチンについて、なんらかの「落としどころ」が見つかること
になったとしても、おそらくまた同じようなことを繰り返す。

コメンタリー1　浅井 篤

　子宮頸がん予防ワクチンは現在の日本社会において、予防接種法に基
づいた定期接種として勧奨されるべきか否か。現状では勧奨を取りやめ
ていますが、この判断は不適切であって、改めて国は接種を勧奨し保護
者に努力義務を課すべきなのでしょうか。同ワクチンによって引き起こ
された有害な副反応が「多数」の接種者に出ているので、いまのまま個々

11・「薬害」といわれている子宮頸がん予防ワクチン接種を推奨するべきか　　115

の親または本人の判断に任せるべきなのでしょうか。それとも子宮頸が
んの発症予防に「非常に」有効なので、再び勧奨すべきなのでしょうか。
医学的にも社会的にも、そしてもちろん倫理的にも非常に難しい問題で
す。国際問題にもなっています。

　さて、日本国家による勧奨の是非を考えるためには、以下の疑問に答
えなければなりません。まず、本ワクチン接種と200人近くの接種者
で生じた状態には因果関係があるのでしょうか。関係はあるに決まって
いて、因果関係が証明できなくても、勧奨なんてとんでもないとの立場
があるでしょう。次に、それがワクチンの副反応であることが真実であっ
たとして、そのリスクは勧奨を中断するに値する程大きいのでしょうか。
副反応被害者は十分に「多数」なのでしょうか。同ワクチンを接種して
いる国々と比較すると、我が国のリスクが高いわけではないし、同レベ
ルのリスクでも接種勧奨を続けている社会が多いようです。我々は予防
的介入によって生じる不利益には、治療行為によって生じるそれに対す
るより非寛容だと言われます。第3に、予防接種による予防率が70%
は十分に高いのでしょうか。この数字はどの程度確かなのでしょうか。
経済的利害のために操作されていると疑う人もいないことはないでしょ
う。第4に、いまわかっている予防効果も副反応もすべて真実だとして、
あとは個々の判断に委ねればよいのでしょうか。それとも国が責任を
持って、パターナリスティックに勧めるべきなのでしょうか。WHOも
勧奨しているからそうすべきだというのは権威に弱いだけなのでしょう
か。リスクはそのままで予防率が100%だったら勧奨すべきということ
になるのでしょうか。最後に、個人免疫による個人に対する利益だけで
なく、近い将来に多くの若い女性が子宮頸がんで命を失わないようにす
るのは、社会全体として極めて重要なことだと社会防衛の面からも主張
できるかもしれません。

　私は適切な共同意思決定プロセスが保障できるならば、そして努力義

務不履行に対する罰則がないのなら、国は改めて勧奨すべきだと思います。こう考えるのも私が医者だからかもしれません。

【本論文献】
1) 岩田健太郎：ワクチンは怖くない，光文社，2017.

12
人工知能の臨床への導入によって、医師の役割は
どう変わるか

尾藤誠司 国立病院機構東京医療センター　臨床研修科医長・臨床疫学研究室長

はじめに

　筆者は情報工学の専門的知識については素人同然であるため、社会で
よく「人工知能」と呼ばれているものの中身を詳しくは知らない。一方
で、現在筆者は情報工学が発達した将来の社会において、情報と人間の
「なじみ」がよい社会を目ざすための研究を行っている。筆者は、情報
について考えることは、知識と思考、あるいは感情について考えること
と同義だと思っている。そして、知識と思考において社会から信頼を得
るべき存在である専門家は、情報技術が発達した社会における将来の自
らのあり方について振りかえる必要がある。本稿では、「人工知能」と
いうキーワードを持ち出し、医療の世界における専門家である医師や看
護師、薬剤師は将来の情報社会においてどのような職能を養っていけば
よいのかということに関する論考を行う。

人工知能に何ができるのか？

　本書の読者の方々は「人工知能」という言葉に対してどのようなもの
をイメージするであろうか？　一番わかりやすいイメージは「AI 将棋」
とか「自動運転」とか「Pepper 君」なのかもしれない。そして、それ

はおそらく情報工学の専門家にとっても大きな差はないと筆者は考えている。では、ここで「AI 将棋」とか「自動運転」とか「Pepper 君」との差について考えてみたい。「AI 将棋」はすでに名人級もしくはそれ以上の成果を将棋の世界で実現させているが、一方で「自動運転」はその実用化は間近に迫っているものの、おそらく普通の人間の運転技術と大差ない。ここにどのような差があるのだろうか？　それは、目的を達成させるためのタスクの純度である。将棋の勝負においての目的は「将棋というゲームに勝つこと」である。基本的にはそれ以外に目的は存在しないし、その過程においてもノイズは最小である。このような状況において、コンピュータは人間よりも圧倒的に高い情報処理が可能である。何十万もの棋譜のパターンを記憶し、ある状況設定を提示されたときに「勝負に勝つ」という目的を達成するために最適の解を選ぶということはコンピュータには造作もないことである。さらに、「ディープラーニング」という機能によって、記憶された棋譜のなかから、新たにどんな名人も思いつかなかった譜を打つことも可能になっている。ルールと目的が細かく設定できれば、ルールのなかで目的に最短に到達する能力については、すでに機械は人間をはるかに凌駕している。

　一方、「自動運転」となると少し事情が変わってくる。特定のルールが存在し、目的が明確であることについては将棋とほぼ同様かもしれないが、そうではないかもしれない。例えば、自分の車両はルールを守るとしても、ほかの車はしばしばルールを破っている。60 km/h が制限速度の道を 120 km/h で走る車や、まるで不合理な運転をする車がたくさんあるなかで運転という行為は行われる。また、通常運転の目的は「事故を起こさず、最短時間で目的地に着くこと」なのかもしれないが、そうでない場合もしばしばある。例えば「快適な道中であること」とか、「ほかの車に不快感を与えないこと」などは、実は運転の大切な目的である。ある 1 つの行為に対する目的が多元的である場合、その行為には価値が

入らざるをえない。その場合、機械は人間よりも多少不細工なパフォーマンスを見せるかもしれない。

　Pepper 君はおそらくさらに不細工である。そして、ある部分は通常の人間よりも優れている。Pepper 君の売りは「感情を認識すること」と「感情を生成すること」である。この 2 点に関して、Pepper 君は「空気の読めない人」よりもちゃんと他者の感情的表現をキャッチすることができるかもしれない。相手が怒っていそうだとか、喜んでいるということについて、視覚や聴覚、さらに相手の声のリズムやトーンなどを基に分析することができる。医療面接での「共感的対応」については、Pepper 君は結構いい点数を取ることができるかもしれない。一方、Pepper 君は「相手が何を考えているのか？」ということを察知する能力はほとんどない。これは、AI 将棋ソフトにも、自動運転車にも同様にいえることである。ところが人間は「相手が何を考えているのか？」に基づいて自分も考える、というとても複雑なことを日常訓練している。だから Pepper 君と人間との会話はどこかぎこちなく他人行儀なままなのである。

　1950 年代にすでに Turing は「Can Machines Think?（機械は考えることができるのか？）」という問いかけをしている[1]。ある物事について解析するのではなく、考えることができるのか？　あるいは、他者が何を考えているのかについて考えることができるのか？　これがいまだ人工知能が答えることができない巨大な命題である。一方、機械にとって「解析すること」や「最適解を打ち出すこと」は造作もないことである。

専門家とは何か？

　翻って、ここで専門家は社会から何を期待されているのかということ

について考えてみたい。専門家が持つ特質は何であろうか？　専門家がおそらく持っている特質は以下のようなものであろうと筆者は考える。

①専門的サービスを高い技術で提供する能力

②専門的な分野における知識

③専門的な問題を解決するためのマネジメント能力

　①の「専門的なサービス提供技術」に関する高い能力を期待される専門家は、例えば自動車修理のエンジニアやすし職人、血管外科医などである。現時点では、ロボットは人間の管理のなかで複雑な作業を行うことができるが、ロボット単体で専門家と同レベルのサービスを提供することは難しいかもしれない。一方、ロボットは専門家の技術を大きく効率化させる可能性を持っている。手術ロボット「da Vinci」は、人間以上に難易度の高い縫合や結紮を難なくこなしていく。その意味では、今後の専門家の職能は、高度な技術を提供することではなく、そのような技術を制御する能力なのかもしれない。

　②の「豊富な専門知識」については、すでに我々専門家は機械の助けをかなり大きく借りているのが現状であろう。Googleのようなインターネット上の情報検索という技術によって、人間は世界中のあらゆる知識を3分以内で入手できる。そのような時代にあって、「専門的知識が豊富である」ということの価値はどんどん薄らいできているといってよいであろう。断片的な知識をたくさんの引き出しから取り出して提示する、ということは、もはや専門家の職能としては期待されていないかもしれない。

　③の能力は、専門家が持つ本質的な能力として社会が専門家に期待するものであろう。例えば、弁護士であれば、ある特定の民事事件が発生した際に、過去にある数々の似たような判例を引き出してくることはもはやパソコンでも可能な作業かもしれない。人工知能が発達すれば、個別事例と過去の判例を照らし合わせ、どの部分をどのように活用させる

と、どの体の裁判での勝算があるのか、ということに関する分析も行うようになるであろう。しかしながら、悩めるクライアントとともに裁判の戦略を立てていったり、和解交渉のタイミングを計ったりすることは、人工知能が「高度に発達した解析ソフト」のままであれば困難である。

今と将来の医療者の職能

ここで、医療の専門家としての典型である医師の職能がどのようなものかということについて整理しつつ、将来の医療者の職能はどのようなものなのかということについて考えたい。例えば、内科医は何をしているのだろうか？　筆者自身は内科医なので、自らの仕事を振りかえったとき、以下のようなことをやっているのではないかと考える。

- ・患者からインタビューを行い、身体診察を行い、患者の身に何が起きているのかについて医学的なアセスメント行う。
- ・鑑別診断を列記した上、必要な検査とその優先度について評価する。
- ・診断の不確実性を加味したうえで、緊急性の高い危険な状況を回避する。
- ・病気が確定した場合に、個別の患者に最適な治療戦略を立てる。
- ・患者にとって最善と考えられる診療目標について検討し、患者および医療チームで共有する。
- ・患者や患者関係者に病状や診療選択肢を説明し、合意形成を行う。
- ・医療を受ける上で患者が持つ不安などをキャッチし、応答する。
- ・診療の経過を観察し、病状の変化に対応する。
- ・医療と医療以外の健康提供資源との調整を行う。

以上のなかで、近い将来人工知能が医師の肩代わりをしてくれそうな仕事はいくつもありそうである。とりわけ、内科医が自分のアイデンティティとしているような「診断と治療」のかなりの部分については、平均

的な医師よりも人工知能の方が高いパフォーマンスを発揮するかもしれない。例えば、患者の病気を鑑別するための「問診」としてのインタビュー技術に特化してしまえば、機械の方が医師よりも上手なインタビューをする可能性はある。また、患者の病歴や身体所見、バイタルサインなどから適切な鑑別診断を列挙し、当面必要な検査や緊急性を優先させるべき医療処置に関する評価を出力することなども、ごく近い将来に可能な状況になると思われる。さらに、治療に関する推奨についても、患者の個別の状況に合わせ、いままでの医学論文等から得られる英知を集結して、特定の患者に対して最も有効性が高く有害性が少ない治療選択肢を提示することは、人工知能にとってそれほど困難なことではないであろう。

　すでに対話をしているような状況を実現できるコンピュータも存在する。IBM社の「Watson」は、いかにも人間と話しているかのように言葉のやりとりを行うことができる。これは「自然言語処理」という機能に基づくものである。筆者の予想では、「担当医」ではなく、あくまで「セカンド・オピニオン」としての機能に特化すれば、過去の医学文献をたっぷり読み込ませたWatsonに治療方針の推奨について依頼するほうが、平均的な専門医に依頼するよりも優れた推奨を提示してくれるであろう。もはや、専門的な知識の蓄積や、その知識を統合した上での分析的な推奨の提示は、専門家の仕事の本質ではなくなってきているのかもしれない。

　では、人工知能が日常臨床に導入された状況において、専門家としての医師はどのような役割を、患者あるいは社会から期待されるだろうか？　それは、専門的な文脈を持ち、専門的視点からの価値観を有しながら、患者と対話を行い、最善の決断について患者とともに考えるプロセスをまっとうすることだと筆者は考える。医療に関する決断は大変複雑な思考を必要とする。例えば、医療を受ける上で患者はさまざまな希

望を想定する。長生きすること、苦痛が最小であること、身体機能が回復すること、心が平穏であること、安らかに人生の最期を迎えること、好きな人と一緒に居続けること、尊厳のある存在であり続けること。患者が持つこれら多様な希望は、すべて医療における決断の際に勘案される事項である。そして、それぞれの希望に重みづけをすることはおそらく困難であり、その重みも状況や患者の心の動きに基づいて日々変化する。ここで専門家が「よき相談者」であるためには、専門家としての分析的な思考を持ちながら、移ろいゆく患者の考えや感情を理解し、ともに悩み、患者が自分にとって最善の選択を行うことができるよう支援し続けることである。そのために、将来の医療専門職がより養わなければならない能力とは何か？　第1には、患者の主観的な思考や価値を理解するための営みを行う能力である。筆者はこれを「共感能力」と位置づけている。第2には、患者とのコミュニケーションを通じて、専門家の持つ文脈や価値と、患者自身が経てきた体験を紡いでいき、合意形成を行い、最善の道をともに探り出していく能力である。筆者はこれを「対話能力」と位置づけている。将来の専門家に必要なものは、自分の専門家としての価値観に寄り添いながらも、複雑な社会構造のなかで生活する患者やその関係者とともに、カオスともいえる複雑な健康問題の道程を進む並走者としての役割なのだと筆者は考える。

おわりに

　Turingがいった「機械は考えることができるのか？」という問いは、将来の専門家像を考える上で実に重要な問いであると筆者は考える。「考える」ということと「解析する」ということはまるで異なる、ということである。その問いとともに、これからの時代の専門家、そして医療専門職は、自分がクライアントに対して何ができるのか、そして、そのた

124

めに自分はどのような能力を養うべきなのか、ということについて自己対峙をする必要があるであろう。

コメンタリー1　大北全俊

　尾藤氏の問いには、「人工知能の導入により医師の役割はどう変わるのか」ということだけではなく、そもそも「人工知能の導入によって医師は不要となるのか」ということも含まれているのではないかと思いました。人工知能に関する記事を最近よく目にするようになりましたが、そういった記事でも、人工知能がどこまで人間に置き換わることができるか、というようなことに関心が向けられています。

　尾藤氏は明言されていませんが、人工知能の導入が進んでも医師が不要になるということはないという前提で記述をされているように思います。人工知能が人間にすっかり置き換わることのできないところ、それは、機械は「解析する」ことはできても「考える」ということはできないのではないか、というところにあるようです。さらに医師の場合は、「専門的な文脈をもち、専門的視点からの価値観を有しながら」「専門家としての分析的な思考を持ちながら」患者と接するところに人工知能と置き換えできない何か、があるようです。「自分の専門家としての価値観に寄り添いながら」「患者やその関係者とともに」「複雑な健康問題の道程を進む並走者」とも尾藤氏は記述しています。

　この「専門家としての価値観」というのが何か、ということに筆者は大変惹かれました。確かにこれは人工知能が持ちえないものでしょう。また、たとえ「共感能力」と「対話能力」に優れた人であっても、医師に成り代わることのできない何か、だと思います。専門家をして、専門家たらしめているもの、それが「専門家としての価値観」であり、その領域の専門家のみが培う何かだと思います。

　しかし、「専門家としての価値観」というのは、不思議な概念のよう

にも思います。というのも、インフォームド・コンセントに代表される
ように現在の医療のおもな倫理原則は「患者の意思の尊重」であるから
です。医療者主導で治療方針を決めてしまうことは「パターナリズム」
として批判されていることもよく知られていることと思います。とはい
え、医療者は患者のオーダーどおりに動くべきかというと、そういうこ
とでもないと筆者は考えています。

　病は患者1人の身に起きます。しかし、その病をケアする医療は患者
1人で回っているわけではない。「専門家としての価値観」という概念は、
人が病むという出来事の、何か本質にかかわるもののように思います。

コメンタリー2　江藤裕之

　人工知能（AI）のことについては、普段ニュース等で報道されてい
る以上のことは知らないので、それが医療の現場にどのように導入され、
そのことによって医療の現場にどのような変化が起きるかをイメージす
ることはできません。ただ、尾藤氏があげている「AI将棋」「自動運転」
「Pepper君」を頭に思い描くと、人工知能は手段であって、それ自体が
主体にはなれないのではないかという気がします。

　AI将棋などは、プロの棋士を負かしてしまうほどの「実力」を持っ
ているようです。尾藤氏が指摘するように、「ルールと目的が細かく設
定できれば、ルールのなかで目的に最短に到達する能力については、す
でに機械は人間をはるかに凌駕している」のです。しかし、対局中に大
きな地震が来たらどうでしょう。人間の棋士は避難するでしょうし、そ
の場にいる人を助けることもできるでしょう。しかし、AI将棋はその
まま将棋を続けるでしょう。電気が切れてしまえば、終わりでしょうが。

　バカなことを言っていると思われるかもしれませんが、人工知能は人
間ではありません。特定の目的以外には何もできないのです。人間はそ
うではありません。人工知能でなくとも、高度な技術も同じだと思いま

す。どんなに優秀なパイロットでも、自分では空を飛ぶことはできませんが、飛行機を操縦することで空を飛ぶことができます。この場合のパイロットに期待されるものは、尾藤氏の言う「高度な技術を提供することではなく、そのような技術を制御する能力」でしょう。このアナロジーからすれば、人工知能を臨床現場に導入した際の医師の役割は、まさに人工知能を制御することではないでしょうか。人工知能の下した判断を鵜呑みにしているだけでは、専門家とはいえません。

　また、尾藤氏が疑問視しているように、人工知能には、ある物事について解析するのではなく、考えることができるのか、他人が何を考えているのかについて考えることができるのか、といった弱点がつきまとっています。いずれ解決される問題なのか、あるいは本質的に解決できない問題なのか、それは私にはわかりませんが、少なくとも、現時点では「できない」のでしょう。であれば、なおのこと、人工知能は人間の腕の延長としての道具としては有効であっても、医師の代わりはできないわけで、医師の本質的な役割は当分の間変わらないのではないでしょうか。

　私は、経験に裏打ちされた直観（実践知といってもよいでしょう）こそ、医師には大切な武器ではないかと思います。その直観を「科学的に」裏付ける道具として人工知能は有効だと思います。たとえ AI に intelligence で負けたとしても、人間にはもう 1 つの知、すなわち intellect がありますから、人の知力は質的に AI に勝っていると思います。

【本論文献】

1) A. M. Turing.：Computing Machinery and Intelligence, Mind, 49：433-460, 1950.

13
患者申出療養は患者にとって幸福な選択なのか

會澤久仁子 国立循環器病研究センター医学倫理研究部　倫理研究室長

「患者申出療養は、困難な病気と闘う患者の思いに応えるため、先進的な医療について、患者の申出を起点とし、安全性・有効性等を確認しつつ、身近な医療機関で迅速に受けられるようにするものです。」

　厚生労働省のHP、「患者申出療養の概要について」の冒頭にはこう記されている。日本では保険外診療と保険診療を併用するいわゆる混合診療は原則禁止されているが、治験や先進医療等の保険外診療について保険診療との併用を認める保険外併用療養費制度がある。患者申出療養はそれを拡大し、先進医療や治験の対象外であるなどの患者の申出に基づいて、身近な医療機関で迅速に、未承認医薬品等の使用を認めるものである。

　2013年の規制改革会議による検討に始まり、2016年度に施行され、当年度に2つの医療技術が承認された。しかし、これまでの本制度の創設と運用の過程で、問題や矛盾も指摘されている。その主なものを紹介し、本制度が「困難な病気と闘う患者の思いに応える」か、患者にとって幸福な選択になるのか考えたい。

「患者申出療養」という名称と制度

　患者申出療養は当初、「選択療養」という名称で提案された。その内

容は関係者の大きな反対を受け修正されたが、安倍総理の指示のもと、提案者の規制改革会議と厚生労働省の協議を経て、「患者申出療養」（仮称）創設が閣議決定された。安倍総理は、これは大変分かりやすい珍しい名称であり、本制度の意図するところが分かりやすいということは、医療制度においては極めて意義があると評価した。他方、どんな医療も主治医と患者の話合いと合意のうえで行われるのに、この名称は患者の希望のみに基づいて申出できるかのような誤解を招くだけでなく、そもそも患者の申出を起点とするという本制度の定義自体が無意味であるとも反論された。また、保険外診療で有害事象が起きた際、患者の申出を理由に自己責任にされかねないとも懸念された。さらに、患者団体からは、「申出」（申す）とは患者がへりくだった謙譲語だが、実際には専門的知識を持たない弱い立場で選択を迫られていることに配慮してほしいと要望されたり、裏がありそうな胡散臭い名称であると批判されたりもした。

　患者申出療養制度について患者団体は一貫して懸念と反対を表明してきたが、患者団体の意見が直接聴取されることはほとんどなかった。選択療養を提案した規制改革会議は、議長の岡素之氏（住友商事相談役）をはじめ経済界有識者を委員とし、患者団体の委員はいなかった。患者が選択した治療について極めて短期間で保険外併用療養を認めるという選択療養の提案に対して、いち早く日本難病・疾病団体協議会（JPA、78団体、約30万人）は、「事実上の『混合診療解禁』であり、多くの患者にとっては最先端の医療が受けられなくなる恐れがあり、患者団体の声を聴いていただけるよう」要望書を提出した。

　がん患者26団体もそれに続き、保険者団体や医師会も反対を表明した。規制改革会議の岡議長も、患者団体からの賛成がないことを繰り返し認めていた。国会に法案が提出されると、JPAは改めて患者申出療養の問題点について見解を発表し、先進医療の2014年度保険収載実績

（8/109技術）を見ても保険収載の目途が立たず、安全性と有効性の担保や、救済制度が不明なこと、患者団体へのヒアリングがなく賛成する患者団体がないことを指摘した。

　参議院厚生労働委員会では、参考人として伊藤建雄氏（JPA代表理事）が招聘され、先進医療の患者負担が2014年には平均73万円（医療費総額103万円の71％）に増大している実態などを述べた。法律成立後も、JPAと全国がん患者団体連合会（全がん連、26団体）は厚労省に意見書を提出し、患者申出療養の制度設計を行っていた中央社会保険医療協議会総会でようやくヒアリングが実現した。患者団体の代表者たちは、患者の一番の望みは安全で有効な治療の早期保険収載であり、皆保険制度が命綱であること、保険外併用は例外として規定してほしいと訴えた。

　患者の申出を起点とするこの制度は、先進医療等の評価療養と同様、高度な医療について臨床研究を行い、保険収載に向けた評価を行うものとして保険診療との併用が認められている。保険診療を併用しながら保険外診療を受けられることで、患者の費用負担が抑えられると期待されるが、2014年の先進医療では患者負担は、保険診療の一部自己負担額21万円を合わせると、平均82万円（医療費総額103万円の約80％）にのぼる。

　国立がん研究センターの試算でも、例えばペンブロリズマブの開始1カ月の患者負担は自費診療で152万円、保険診療と併用で143万円、保険収載され高額療養費制度が適用されると9.4万円となり、保険診療との併用による患者の負担軽減はわずかである。加えて、患者の申出に基づいて臨床研究中核病院による研究計画を含む実施計画を検討、作成したり、薬剤入手や研究実施したりする費用等も、患者負担になりうるため、自費診療より高額にさえなるかもしれない。月100円万を超える費用を負担できる患者は決して多くないだろう。また時間も、研究計画作成と倫理審査には通常数か月はかかるうえ、国の審査が6週間かか

る。

　もしすでに実施中の患者申出療養に参加できる場合はラッキーだが、そうでない場合、自分のことだけ考えれば、申出より、自費でさっさと海外に治療を受けに行く方が得策かもしれない。前例のない患者申出療養を申出ることは、お金と時間に余裕のある患者が、自分と同じ病に苦しむ現在と将来の患者たちのために行う社会貢献とも言えるだろう。

医療者による患者申出支援

　患者の申出を起点とする本制度に、医療者はどう関わればよいのだろうか。

　既存の治療が有効でない患者がおり、治験や先進医療への参加は難しく、患者申出療養を利用できそうな場合、医療者はそれを提案してよいのだろうか。あるいは、ある患者申出療養の実施中に、それへの参加を患者に勧めるのはどうだろうか。医療者が積極的に動けば、患者の誘導になりかねない。とはいえ、患者の利益になりそうな情報を知っていて提供しないのも適切とは言えない。

　いずれにせよ本制度では患者相談支援体制がいっそう重要である。患者は、かかりつけ医の支援も受けながら、特定機能病院や臨床研究中核病院の窓口に相談する。窓口では総合的かつ専門的な対応が求められるが、相談員の配置等の予算措置や設置基準は特にない。厚労省では全国の窓口の相談情報の共有を行っており、その分析に基づく相談体制の充実を期待したい。

迅速性と安全性

　患者申出療養は、患者が申出る保険外診療の併用を「迅速に」認める

13・患者申出療養は患者にとって幸福な選択なのか　　　131

ことが売りの1つである。前例のない患者申出療養は、厚労省への申出から原則6週間の審査で適否を判断し、前例のあるものを他の医療機関で行う場合は、前例を申請した臨床研究中核病院において原則2週間で審査する。

　他方、厚労省では保険外診療の一定の安全性と有効性を確認してはじめて、保険診療との併用が認められる。従来、先進医療の審査は平均6カ月を要しており、厚労省は未承認抗がん剤に加えて再生医療と医療機器について審査期間を3カ月に短縮する構想を同時に進めていた。

　先進医療の評価が特に遅いわけでなければ、なぜ患者申出療養は6週間で審査できるのだろうか。先進医療会議の構成員が11名（技術専門委員34名）に対して、患者申出療養評価会議は構成員18名（技術専門員37名）で2分科会（がんと難病）体制としたことは評価できる。また、透明性を保ちながら持ち回り開催も活用し、6週間以内に判断できないときは全体会議で慎重に議論するとしている。

　それでも、6週間は最大限急いだ期限設定と考えられ、担当部門と評価会議にはかなりの負担がかかるに違いない。臨床研究中核病院における2週間の審査にしても、申請に応じて慌ただしく手続きを進めなければならないことは容易に想像できる。加えて、有害事象発生時も公的救済措置はなく、実施医療機関には補償保険加入等が求められているが、その費用も患者の負担になる（自己責任）と考えられる。

保険収載への道：患者にとって幸福な選択とは

　患者申出療養は、将来の保険収載を目指す制度とされているが、患者が申出た治療を提供する以上、比較試験を行って有効性を確認するデザインは困難であり、単群試験による安全性確認にとどまるだろう。そこから得られる研究結果は、別途なされるべき治験等に基づく薬事承認申

表 1　患者申出療養制度の創設経緯と運営状況

1984.	特定療養費制度
2006.10. 1	保険外併用療養費制度（選定療養、評価療養）
2013.7.26	規制改革会議において「保険診療と保険外診療の併用療養制度」が最優先案件の 1 つに（第 13 回）
2014. 3.27	規制改革会議「選択療養制度（仮称）」提案（第 28 回）
4. 3〜	日本難病・疾病団体協議会、がん患者団体、保険医 3 団体、日本医師会、国民医療推進協議会等が選択療養制度に反対表明
6.10	安倍首相「患者申出療養（仮称）」創設を表明
6.13	規制改革会議「患者申出療養（仮称）」答申（第 35 回）
6.16	日本経済再生本部産業競争力会議「日本再興戦略」改定案（第 17 回会議）
6.24	「日本再興戦略」改訂 2014 において「患者申出療養（仮称）」創設を閣議決定
10. 22, 11. 5	中央社会保険医療協議会総会にて運用枠組み議論（第 284、285 回）
11. 7	社会保障審議会医療保険部会にて議論（第 84 回）
2015. 3. 3	持続可能な医療保険制度を構築するための国民健康保険法等の一部を改正する法律案提出（第 189 回国会）
4. 1	臨床研究中核病院に関する医療法一部改正施行
4.14〜28	衆議院審議、可決
5.13〜27	参議院審議、可決
7. 8〜	中央社会保険医療協議会総会にて制度設計（7/8、8/26、9/9、9/30）（第 300、302、303、304 回）
2016. 3. 4	告示、通知、細則
4. 1	患者申出療養制度施行
4.14	第 1 回患者申出療養評価会議
9.22	第 3 回患者申出療養評価会議　第 1 例目を条件付承認
2017. 2. 7	第 4 回患者申出療養評価会議　第 2 例目を承認
4.14	第 5 回患者申出療養評価会議　第 3、4 例目を承認

表2　患者申出療養実施状況

番号	名称	適応症	受理日／告示日	臨床研究中核病院	実施医療機関
1	パクリタキセル腹腔内投与及び静脈内投与並びにS-1内服併用療法	腹膜播種又は進行性胃がん（腹水細胞診又は腹腔洗浄細胞診により遊離がん細胞を認めるものに限る。）	H28.9.7／H28.10.14	東京大学医学部附属病院	21機関を追加
2	耳介後部コネクターを用いた植込み型補助人工心臓による療法	重症心不全（心機能としては心臓移植の適応になると判断される重症心疾患の患者に係るものであって、心機能以外の理由により心臓移植の基準を満たさないものに限る。	H29.1.23／H29.3.3	大阪大学医学部附属病院	同左
3	リツキシマブ静脈内投与療法	難治性天疱瘡（ステロイド抵抗性のもの又はステロイドを減量する過程で再燃したものに限る。）	H29.3.21／H29.5.2	慶應義塾大学病院	同左
4	チオテパ静脈内投与、カルボプラチン静脈内投与及びエトポシド静脈内投与並びに自家末梢血幹細胞移植術の併用療法	髄芽腫、原始神経外胚葉性腫瘍又は非定型奇形腫様ラブドイド腫瘍（再発したもの又は難治性のものに限る。）	H29.3.21／H29.5.2	名古屋大学医学部附属病院	同左

予定期間	予定症例数	主要評価項目	保険給付されない費用／症例	保険給付される費用（保険者負担）	保険給付の一部負担金
1年間	100例	有害事象発現状況	44.6万円（平均的投与回数である24回投与の場合）	103.3万円	44.4万円
5年間	6例	植込み術後6ヵ月までの安全性	1,613.7万円	982.3万円	419.6万円
5年間	10例	リツキシマブ投与後、24週の安全性	145.6万円（補助金23.2万円、企業負担82万円、患者負担40.5万円）	9.3万円	4万円
〜H29.8	5例	自己末梢血管細胞移植100日以内の全死亡率	73.1万円（輸注1.4万円、意見書作成17.8万円、研究実施・管理53.9万円）（薬剤費は企業負担であり上記金額には含まない）	793.3万円	197.6万円

請の際の参考資料となるにすぎない。

　患者申出療養で治療を受けられることは、その対象となる患者たち個人にとって一時的な利益にはなるだろうが、その療養の実施期間が過ぎれば、保険適用か、新たな臨床試験や患者申出療養を待たなければならない。それゆえ、患者申出療養だけでは、患者にとっての幸福な選択とはならない。治験や先進医療も含めた薬事承認と保険収載の迅速化こそが、治療法のない患者一般にとって最も幸福な選択である。

　なお、新規の医薬品・医療技術が高額化している現在、すべての有効な治療法を保険収載すべきか、費用に比べてどの程度有効な治療法を保険収載することが社会にとって最も幸福な選択かという議論も、改めて必要とされている。

コメンタリー1　浅井 篤

　「患者申出療養は患者にとって幸福な選択なのか」という問いはとても答えるのが難しいのですが、自分なりに考えてみたいと思います。

　まず、私自身は患者申出療養制度をどう思っているでしょうか。批判はあるものの私は同制度に反対ではありません。前向きに賛成というわけではないのですが、ないよりはあった方がいいと思っています。なぜならば、現在保険収載されていない医学的介入なしでは自らの疾患・障害に対応できない人々に新たな選択肢を提供できるからです。選択の幅が広がり自由度が増すのはよいことですし、少なくとも本制度で一部の患者さんの医療へのアクセス度が増します。実際に倫理審査をしたことはまだありませんが東北大学病院もこの制度を持っています。申請があったら「良心的拒否」などせずに、すんなりと審査に協力するでしょう。

　次に、同制度は患者さんを不幸にするでしょうか。野放しの自費自由診療ではないので、提供される医療の質はある程度保障されます。現在

の臨床研究や先進医療に参加する患者さん以上に害や不利益を被ることはないでしょう。保険収載されている医学的介入でも想定外の有害事象は発生しえます。利益の不確実性についても大きく変わらないと思われます。ただ同じ疾患を持っている患者さんのなかで、各人の経済状態によって申請できる人とできない人が出てくるでしょう。そうすると後者は前者の存在によって幸福感が損なわれるかもしれません。

とはいえ、前者が後者に直接害を与えているわけではないので、もちろん非はありません。ある治療を受けられない人がいるという理由だけで、その治療を万人が受けるべきではないとはいえないのです。もしあなたの最も大切な人が命にかかわる難病に罹患していて、運よく治療法にアクセスできる余裕がある時に、ほかの人ができないという理由で、その治療を諦めるでしょうか。

では、この制度は患者さんを幸福にするでしょうか。會澤氏は「患者申出療養だけでは、患者にとっての幸福な選択とはならない。治験や先進医療も含めた薬事承認と保険収載の迅速化こそが、治療法のない患者一般にとって最も幸福な選択である。」と、その理由も提示して明確に結論していますが、まったく同感です。

私は国民皆保険堅持派・礼賛派です。日本の多くの論者や団体が、有効で安全な医療はこれからも全部保険収載すべきだと主張していますが、私もこの方針が持続可能なのであれば賛成です。なぜなら良質の医療が社会的互助によって少ない負担で必要に応じて受けられるのは素晴らしいことだからです。

コメンタリー2　江藤裕之

厚生労働省のHPによれば、患者申出療養制度がスタートしたのは平成28年4月のことで、比較的新しい制度のようです。私はこの制度のことを知りませんでしたが、「患者申出療養」という名称から、最初は、

患者の積極的な申し立てによる医療への参加といった印象を受けました。しかし、本稿によれば、どうもそうではなく、患者団体はこの制度について一貫して懸念と反対を表明しているとのことです。ということは、筆者の指摘のとおり、「患者申出療養」という名称は誤解を招くものと言えるでしょう。

その反対意見とは、この制度が事実上の混合診療を解禁するものであり、多くの患者が最先端の医療を受けられなくなる恐れがあるとのことだそうです。本稿の言葉を使えば、「患者が望んだ制度ではない」のです。混合診療は医師会も反対しているので、本制度が混合診療を容認するのであれば、さまざまな問題を引き起こすことでしょう。

そういった議論がある中で、このような制度が始まったことには、さまざまな理由があると思いますが、私には次の2つの点が思い浮かびます。1つは、医療（研究・技術）の進歩のスピードに国の承認が追いつかないということです。本稿には「治験や先進医療も含めた薬事承認と保険収載の迅速化こそが、治療法のない患者一般にとって最も幸福な選択である」との指摘がありますが、まさにそのとおりだと思います。しかし、この迅速化には現実的にはいろいろな問題もあることでしょうから、その妥協の産物としてこの制度が考案されたのかもしれません。

もう1点は、患者、あるいは患者の家族など患者の周辺にいる人々の医療（研究・技術）の知識や情報量の飛躍的な増大でしょう。これは、昨今のインターネットによる情報収集テクノロジーの進歩に負うところが大きいと思います。もちろん、患者やその家族は医療に関しては素人の場合がほとんどですから、患者が決定するのではなく、あくまでも、この制度においては患者から医師（かかりつけ医）に相談することから始まります。そこでは、現状の医療方法に不満があり、他にもっとよい治療法はないか、未承認ではあるが先端の治療法を是非受けたいといった患者の切実な思いが伝わってきます。

病気を克服し健康な生活を送ることができる、あるいは、病気は完治せずとも一定水準の QOL を保ちつつ生活が維持できるということが、患者やその家族に幸福を与えるものだとすれば、患者申出療養という選択肢は患者にとって幸福を約束するものではないにしても、その可能性を与えることにはなると思います。しかし、本稿に指摘されているように、必ずしもこの制度だけでは患者を幸福にはできません。同時に、社会の幸福という視点から見た場合には、費用対効果の面からの議論も必要になってくるでしょう。

　幸福の追求はわが国の憲法で保障されている権利ですが、それを社会がどの程度援助していくべきなのかは議論の分かれるところだと思います。

【本論文献】
1) 伊藤たてお：「患者申出療養」とは何か．誰が得する制度なのか．保険診療，2017(3)，p.34-37，2017.

14
なぜ日本では代理出産が事実上禁止されているのか

小門 穂 大阪大学大学院医学系研究科　助教

代理出産とは

　代理出産とは、カップルや個人が、子どもを引き取り養育することを目的として、第三者の女性に妊娠出産してもらうことである。代理出産を依頼するカップルの男性の精子を代理母に人工授精するという方法と、体外受精技術を用いて作成した受精卵を代理母の子宮に移植するという方法がある。親子関係からみると、依頼するカップルの卵子と精子から受精卵を作成する場合（生まれてくる子どもと依頼カップル、つまり生まれた子を引き取って育てようとしているカップルは生物学的な親子関係を有する）と、卵子または精子を第三者に提供してもらうという場合（生まれてくる子どもは依頼カップルのどちらかあるいは両方と生物学的な親子関係を有しないことになる）がある。人工授精を用いるケースでは、代理母は生まれてくる子どもと生物学的な母子関係を持つ。なお、外国の例から、男性のカップルなども依頼しており、男女のカップルだけが依頼者となっているわけではないことがわかっている。

代理出産についてのルール

　日本では、こういった代理出産を禁じる法律があるわけではないが、事実上禁止されているといえる状況である。産婦人科医師の多くが加入

する日本産科婦人科学会の会告により実施が認められていないのだ。本稿では、日本において、どのような理由で代理出産が行われてこなかったのかを考えてみよう。

　日本には、代理出産に関する法律だけでなく、生殖補助医療全般についての法律がない。OECD加盟国35カ国のうちアメリカ合衆国やオーストラリアの州法を含め27カ国ではなんらかの法制化がなされており、日本のように法律がない国は少数派である[1]。これまでに、法整備の議論は行われているが法制化には至っていない。法律はないが、日本産科婦人科学会の会告がガイドラインとしての役割を果たしてきた。代理出産については、①生まれてくる子の福祉を最優先すべきである、②産む女性の身体的危険性・精神的負担をともなう、③家族関係を複雑にする、④代理出産契約は倫理的に社会全体が許容していると認められない、という理由で実施を認めていない（2003年4月、代理懐胎に関する見解）。つまり、生まれてくる子どもにとってのリスク、代理出産する女性のリスク、親子関係の問題、社会が受容していない、という4つの観点から代理出産が認められていないということだ。また、法的な親子関係を定めている民法は、代理出産という行為を想定していない。子どもを産んだ女性がその子の法律上の母となること（これを分娩主義という）について明文化された条文はないが、前提とする規定（民法772条1項）があることや過去の判例の解釈からそのように解釈されている。

これまでのルール検討における禁止の理由

　これまでのルールづくりにかかわる動き[2][3]からは、代理出産に対して非常に抑制的であることがみてとれる。日本では、1983年に体外受精による初めての子が誕生し、これを機に、日本産科婦人科学会は、法的に結婚している夫婦だけが体外受精を受けられ、原則として受精卵は

その卵子が由来する女性に移植されるとする見解（「体外受精・胚移植」に関する見解）を発表した。しかし、営利目的で精子提供を行う業者の存在や、姉妹間の卵子提供による体外受精実施が報道され、国によるルールづくりが検討されることとなった。

2000年に、厚生省（当時）の専門委員会が「精子・卵子・胚の提供等による生殖補助医療のあり方についての報告書」を公表し、基本的考え方として①生まれてくる子どもの福祉、②人をもっぱら生殖の手段として使うことの禁止、③安全性に配慮すること、④優生思想の排除、⑤商業主義の排除、⑥人間の尊厳を守ることをあげた上で、代理出産は禁止すべきという方針を示した。

翌年の2001年に、長野県のある生殖補助医療クリニック院長（前述の姉妹間の卵子提供を実施した医師でもある）が、この代理出産反対という方針に反発し、姉妹間での代理出産を実施したと発表する。

2003年には、厚生労働省内で、2000年の報告を踏まえ、法整備の具体化についての検討を行い、代理出産は、妊娠・出産には思わぬリスクがあること、第三者の身体を使うという問題があることから禁止するという見解を示した。同年に、法務省内で第三者のかかわる生殖補助医療で生まれた子の親子関係について検討を行い、子の母親は産んだ女性である、とする民法特例の試案が公表された。

日本国内での代理出産はほとんど実施されていないが、前述した姉妹間での卵子提供や代理出産を敢行した医師は、国内でおもに家族内での代理出産を行っていると発表している。報道や調査から外国へ渡航し受ける人も存在することがわかっている。2005年と2007年には、外国で代理出産を実施した夫婦の妻が生まれた子の母として記載された出生届の受理を認めないとする最高裁判決が出された。2007年判決（最決平成19年3月23日民集61巻2号619頁）は、タレントの夫婦が米国での代理出産で子を得たというケースであったため大きく報道され、代

理出産を認めるべきだという世論に影響を与えた。この最高裁判決では、このケースにおける代理出産は専門委員会の示した6つの原則に当てはまるものではあるが、①実親子関係は身分関係のなかで最も基本的なものであり私人間の問題だけではなく公益に深くかかわるものであるため、誰が実親子であるのかという基準は一義的に明確なものでなくてはならない、②民法は同法の規定に定める場合にのみ実親子関係を認めており、それ以外については認めていないと解すべき、として、依頼夫婦妻と生まれた子の実親子関係を認めないと判断した。生殖補助医療についての法律がない状況において、最高裁がある生殖補助医療の結果生まれてきた子の親子関係を認めるということは、実際にはこの生殖補助医療の社会的追認を意味してしまう可能性があるため、法律がないなかでの現行の実親子を定める関連規定の解釈としては親子関係を認めなかったのである[3]。

上記の最高裁判決は立法によるすみやかな対応を求めており、これを受けた法務大臣と厚生労働大臣の依頼により、日本学術会議で代理出産を中心とする生殖補助医療についての審議が行われた。2008年4月の「対外報告 代理懐胎を中心とする生殖補助医療の課題—社会的合意に向けて—」では、代理出産は法律に基づき原則禁止とするが、公的な厳重管理下での試行的実施は考慮してよい、代理出産により生まれた子の母は産んだ女性とし、依頼者と生まれた子の親子関係は養子縁組をすることで定立すべきという見解が示された。原則禁止とする理由として、①代理出産する女性のリスクと負担、②胎児と子におよぼす影響、③依頼女性の医学的適応を定めることの困難さ、④依頼者と出産女性の自己決定の限界、⑤引き渡し拒否や引取拒否などによる子の福祉にかかわる問題などがあげられた。

2013年末には自由民主党内にプロジェクトチームが設置され、生殖補助医療法案が検討されたのだが、代理出産の可否についての意見が分

かれた。プロジェクトチームは当初代理出産を限定的に容認する案を作成していたが、第三者にリスクを負わせることが重く見られ、禁止すべきという意見も多かったためである。最終的に、第三者からの提供を受けた生殖補助医療で生まれた子の親子関係に絞った法律骨子案が作成された。

　このように、代理出産のルールを検討するなかで、代理出産に対しては抑制的な判断がくだされてきた。その理由には、代理出産する女性にとってのリスク（身体的危険性・精神的危険性、妊娠出産の思わぬリスク、自己決定の限界）、生まれてくる子どもにとってのリスク（代理出産する女性と子が引き離されること、引き渡し拒否、受取拒否、売買や取引の対象とされること）、代理出産という行為がはらむ問題（人をもっぱら生殖の手段として使うこと、商業主義、人間の尊厳が守られないかもしれないこと）などがあげられている。これらは、代理出産を実施する際におこりうる問題だが、そもそも子どもを産むという営みを他者に肩代わりしてもらうこと自体が日本では認められにくいのではないだろうか。

母の"分割"を回避する

　2014年2月に行われたWebアンケート調査[4]では、回答者の29.1%が、卵子提供は受けないタイプの代理出産について「利用したい」「配偶者が賛成したら利用したい」と答えた。一方で、21.8%が代理出産について「社会的に認められない」と回答している。

　代理出産は、生まれてくる子どもを引き取ることを目的として、第三者に妊娠と出産を請け負ってもらう、という行為だ。子が欲しいと考え代理出産を依頼し生まれた子を引き取り育てる母親と、実際に妊娠し産む母親が異なる、つまり、母の役割を分割する行為なのである。日本で

は、代理出産とともに卵子提供も長らく認められてこなかったが、他方で、精子提供を受けた人工授精は20世紀半ばから行われてきた。これは、父の役割の分割は認めるが母の役割の分割は認めないということであり、文化的・社会的状況を日本産科婦人科学会の見解が具現化しているとの指摘がすでになされてきた[5]。代理出産を認めない理由には、この母の役割の分割を回避したい、という認識が根強くあるのではないだろうか。

　日本産科婦人科学会の見解において、体外受精を受けることができるのは事実婚を含む結婚している夫婦であり、提供精子を用いた人工授精を受けられるのは婚姻夫婦だけである。これまでの議論においても代理出産を依頼する者として結婚している夫婦だけが想定されている。日本では、新生児の97.7％が結婚している親から生まれてくる[6]。子どもは、結婚している夫婦から生まれてくるということが前提の社会なのだ。そのような社会において、結婚している夫婦の妻が自分で産まないということも、代理出産が長らく回避されてきた理由として考えられるのではないだろうか。

コメンタリー1　浅井 篤

　世の中、何事にしろ単純に済ますことができれば、それに越したことはありません。男女が出会い愛し合うようになり結婚して夫婦になり自然に子どもが生まれる。めでたしめでたし。しかしそんなに簡単にいかないのが人生なのでしょうし、是が非でもそうでなくてはならないという理由もありません。社会の常識や普通や多数派が非常識や少数派より正しいとはいえません。男性同士のカップルがどちらかの血を引く子どもを望むこともあるかもしれないし、妻となった女性が子宮を失うなど生殖機能を喪失しているが、カップルが子どもを望むかもしれません。望んではいけないのでしょうか。

代理出産のいったい何がいけないのか。代理出産には倫理的問題が山積しているようです。生まれてくる子への心理的社会的害、利用される女性性、自己決定の困難さ、代理母への精神的および身体的害、優生思想に基づく引きとり拒否、商業主義の蔓延などです。搾取され売買の対象にされ人間の尊厳が守られないという最大級の批判もあります。まさにホラーストーリーです。私は代理出産推進派ではまったくありませんが、ちゃんとした人々がちゃんとわかって実施する分には禁止することもないのではないかと思っています。しっかりとした判断ができる女性が利害得失をしっかりわかった上で自発的にインフォームド・コンセントを与え、まっとうな契約を交わした上で正当な金銭的報酬を受け取って、1人の人格として尊重されて代理出産するのは本当にそんなにいけないのでしょうか。どうして確信を持って禁止と宣言できるのか純粋にわかりません。もちろん生まれてきた子どもは何があっても依頼者が引きとるという契約は必須でしょう。

　本稿を読んでほかにも思ったことがあります。ある行為に関する法律がないことイコール「その行為は禁止されていること」ではないのに、我々はなんとなくそう感じてしまっていることです。法律に書いてないことをやってしまうと世間の目が怖いということかもしれません。「偉い」専門家たちがだめと言えば鵜呑みにすることもあるのでしょう。また人間の尊厳保護の名の下にいろいろなことが禁止されます。ただ私はどちらかというと人間の尊厳よりも個人の尊厳のほうが大切だと思っています。人間が人間だから価値があるといわれてもピンときませんが、私やあなたの人格が大切だから我々には尊厳があり、それは保護されなければならないという主張には得心がいきます。最後に「社会的に認められない」とは厳密にはいったいどんな意味なのでしょうか。

コメンタリー2　大北全俊

　小門氏は、日本で代理出産に抑制的な判断がなされてきた理由として、大きく2つの種類の理由を提示されているように思います。

　1つは代理出産にかかわる人たちの人権上の理由ということができるのではないかと思います。出産そのものが生命にかかわるリスクのあるものであって、それを仮に本人の同意があるとしても第三者に肩代わりをさせてもよいのか、生まれてくる子どもの法的地位など不安定な状態に置いてもよいのか、そして、まるで人を出産の道具のように扱ってもよいのか、といった個人の尊厳にかかわる理由です。

　小門氏があげているもう1つの理由は、文化的な理由とでもいうべきものではないかと思います。それは「母の役割の分割を回避する」というものです。子どもは結婚している夫婦から生まれてくるもの、という理由も文化的なものとまとめることができるかと思います。

　父の役割の分割は容認されても、母の役割の分割には抵抗が強い、それはどういうことなのでしょうか。ちょっとおかしな問いかけかもしれませんが、このような文化では、父と母、どちらの方が大切なものと考えられているのでしょうか。また、父とされる人、母とされる人、それぞれにとってこのような文化は「よい」ものなのでしょうか、それとも「よくない」ものなのでしょうか。それぞれを尊重しているのでしょうか、それとも何か「抑圧」しているのでしょうか。

　おそらく、いずれも答えは、「どちらともいえない」というもので、問いかけ自体が的外れなのだろうと思います。母の役割の分割に対する抵抗といってもそれは一枚岩ではなく、異なる理由から抵抗が示されているのだろうとも思います。しかしそれでも、この「父」と「母」に対する認識の違いはなんなのでしょうか。

　生殖補助医療技術、なかでも代理出産の是非については、おおむね1つ目の人権にかかわる懸念を基に議論は進むべきだと筆者は考えていま

す。2つ目の文化的な理由に対する考え次第で、生殖補助医療技術の是非を決めるべきではないと考えています。このように断った上で、父の役割の分割は容認されながら、母の役割の分割に対する抵抗が強いという状況に、「母」への過剰な意味づけを感じるのは、筆者の思い過ごしでしょうか。

【本論文献】

1) 石原理：第三者の関与する生殖医療—日本と世界の比較，母子保健情報，66，p.76-79，2012.
2) 菅沼信彦・盛永審一郎編纂：シリーズ生命倫理学 6　生殖医療，仙波由加里，代理出産の是非をめぐる問題—倫理・社会・法的視点から，丸善出版，p.45-64．2012.
3) 柘植あづみ：生殖技術—不妊治療と再生医療は社会に何をもたらすか，みすず書房，2012.
4) 町野朔・水野紀子・辰井聡子・米村滋人編：生殖医療と法—医療・医学研究と法 1，水野紀子，第Ⅴ章　親子関係をめぐる裁判例　解題，信山社，p.231-234，2010.
5) 大須賀穣・平田哲也：第三者の関与する生殖補助技術の調査と検討，平成 26 年度厚生労働科学研究費補助金「生殖補助医療により出生した児の長期予後と技術の標準化に関する研究」，2016 年 1 月 22 日公開.
6) 江原由美子編：生殖技術とジェンダー　フェミニズムの主張 3，浅井美智子，生殖技術と家族，勁草書房，p.255-284，1996.
7) 人口動態調査．嫡出子−嫡出でない子別にみた年次別出生数及び百分率．2016 年 12 月 5 日公表.

15
病院の方針として「呼吸器は外しません」と定めることは倫理的に許されるのか

田代志門 国立がん研究センター 社会と健康研究センター 生命倫理研究室室長

　ことの起こりは知り合いの医師からの相談だった。その医師は、ある病院で管理的な立場に就いているのだが、病院機能評価をきっかけに、臨床倫理に関する院内指針を改訂することになり、その案を作成しているのだという。相談の趣旨は、その改訂案が妥当かどうかをざっと確認してほしいというものである。ほかの病院での議論の様子を知るよい機会でもあり、信頼できる相手からの依頼でもあったので引き受けることにした。

　さて、その際1つ議論になったのが、人工的な水分・栄養補給や透析、人工呼吸器等の中止に関する院内指針のなかに、法的な状況をどの程度書き込むか、という点である。当初案では、「現在、これらの治療中止を明確に合法とする法律は日本には存在しない」といった文言が入っていたのだが、私はこの文言を院内指針に入れることに強く反発した。もしこれを書くならあわせて「同じく、これらの治療中止を明確に違法とする法律も日本には存在しない」とか、「治療中止の要件を定めた判決はある」（ただし下級審判決であり、かつ傍論なので論拠としては少々弱い）とか、「過去に人工呼吸器の取り外しにより書類送検された事例はあるが、厚生労働省がガイドラインを策定して以降、これに沿った人工呼吸器の取り外しを含む治療中止により警察が動いた事例はない」とか、延々と書くことになるはずだ、というのが当時の私の主張である。

このやりとりのなかで、そもそもどんな場合でも「人工呼吸器を外さない」という院内指針を定めている病院がある、という事実を知った。早速教えられたホームページを見てみると、確かに、致死薬の投与による「安楽死」と並んで、いかなる場合も「人工呼吸器を取り外すこと」は許容しないという方針を掲げた院内指針が公開されている。しかも、これは「現行法制」を考慮してのことだという。私は軽い衝撃を受けた。「現行法制」に対する評価や個人的な価値観はともかく、病院としてこんな方針を掲げることは倫理的には許されないのではないか、と考えたからである。

治療中止は法的に正当化できるのか

議論に先立って、まずは簡単に現状を確認しておきたい。現在でも、日本においては、特に人工呼吸器の取り外しを中心に治療中止を法的にどう評価するかについては意見が分かれており、時に医療現場でも紛糾することがある（なお、倫理的にも治療の不開始と治療中止とを区別しようとする議論があるが、紙幅の都合もあってここでは取り上げない[1]）。一方には、治療中止により患者が死亡した場合、医療者が法的責任（特に刑事責任）を問われないことが明確化されておらず、責任追及の可能性がわずかでも残されているのであれば、そのようなリスクを病院は負うべきではない、という立場がある。とりわけ、病院幹部や顧問弁護士のように、病院組織を「守る」立場からこの問題を検討すると、こうした考え方に傾く。そのため、医療現場では患者を含めた関係者全員の合意に基づいて人工呼吸器の取り外しを行おうとしても、最終的に病院長や顧問弁護士の「鶴の一声」ですべてがひっくり返ってしまうこともある。治療中止に関する医師の免責を定めた立法の必要性が主張されている背景には、こうした経験が多分に影響している。

他方で、患者本人の意思に基づき、多職種で十分に話し合った上での結論であれば、実際に法的責任を追及されることはありえず、そのようなリスクを考慮する必要はない、という立場もある[2]。現状では、厚生労働省の「人生の最終段階における医療の決定プロセスに関するガイドライン」を始め、各学会から出されている臨床倫理に関するガイドラインは、基本的にはこの立場をとっている。実際、日本老年医学会のガイドラインには、「本ガイドライン案に則って、関係者が意思決定プロセスを進めた結果としての選択とその実行について、司法が介入することは、実際上はあり得ず、あるとすれば極めて不適切である」という立場を支持する法律家のリストが掲載されている[3]。さらには、日本救急医学会のガイドラインのように、「人の倫（みち）に適うことを行って法的に咎められることになるはずがない」とまで言い切るものもある[4]。

　もっとも、これは逆に法的な不安定性を理由に治療中止をためらうケースが一定程度あることを反映しているともいえるのかもしれない。この点で、いずれの立場に立つにせよ、治療中止の意思決定は慎重に行われるべきであり、白黒をはっきりさせづらい「グレーゾーン」の判断が含まれることは否定できない。むしろ現実的な対応は、はっきりしていない部分もあることを認めた上で、医療機関としてどういった態度でこの問題に取り組むのか、という基本的なスタンスを示すことである。その態度表明のもっともわかりやすいものが、院内指針での書き振りであろう。

この方針は医療スタッフの困難感を軽減するのか

　では、法的な不安定性を院内の倫理指針で明示し、特定の生命維持治療を指定して、一切の中止を許容しないという方針を採用するべきなのだろうか。私は採用すべきではないと考える。なぜか。1つ目の理由は、

それが医療スタッフの倫理的な悩みの軽減につながらないからである（なお、患者の利益については、特に本人が呼吸器の取り外しを強く希望している場合には自明であり、ここでは取りあげない）。先程述べたように、治療中止、とりわけ人工呼吸器の取り外しについては相当な議論があり、どんなケースであっても完全にセーフ、とか完全にアウト、ともいえないという状況がある。人工呼吸器一つとっても、救急で搬送されて来た患者につい先日つけられたものなのか、難病患者でこれまで継続的に使用してきたのかによってその意味合いはまったく異なる。逆にいえば、だからこそ、1人ひとりの患者の状況に応じて、治療中止が妥当かどうか、をその都度医療スタッフが考えることが重要であり、国や学会のガイドラインは、そうした状況での意思決定の進め方のみを規定してきた。

　これに対して、「どんな事情があっても呼吸器を外さない」という方針は、ある意味ではこうした難しい意思決定を「させない」ようにすることで、問題解決を図っているものである。しかし、これは本当に問題の「解決」になっているのだろうか。つまり、状況によっては、患者や家族が呼吸器の取り外しを強く望んでおり、医療スタッフからみてもその判断が本人の最善の利益にかなっているという場合に、それが許容されない、というのは、むしろ医療スタッフの困難感を増すことになるのではないか。もう少し具体的にいえば、多くの場合、こうした状況で転院は難しいだろうから、医療スタッフは目の前で不本意な最期を迎える患者・家族に向き合い続けることになる。これは本人・家族は元より、見守る側にとっても耐え難いことだろう。

この方針にはよい理由があるのか

　もう1つの理由は、そもそも「呼吸器を取り外さない」という院内指

針を定める正当な理由を想定できないからである。もちろん、1つの可能性としては、医療機関全体として、QOLの維持・向上ではなく「生物学的な生命を長らえること」を優先し、なんであれ余命短縮につながるようなことは行わない方針を掲げる、ということはありえる。しかしこの場合でも、通常すべての生命維持治療の中止に反対するという結論になることは稀であり、ましてや人工呼吸器のみがその対象として取りあげられることはまずない。むしろ、「通常の医療」の範囲内か否か、という観点からは、日常的な「食べ物」「飲み物」との連続性が感じられる人工的な水分・栄養補給の方が問題になりやすいだろう（その是非はともかくとして）。またこの立場をとるのであれば、そもそも「中止」だけを問題視することも不合理であり、同時に「不開始」をも問題とすべきである。

　このように、生命維持治療に関する通常の倫理的な議論の枠組みからは、呼吸器の取り外し「のみ」をターゲットとする、という方針を立てることはできない。実際、今回取りあげた院内方針も、これらの論拠に訴えて治療中止を制限したものではなく、もっぱら国内の法的不安定性を理由とするものであった。しかし、法的不安定性のみによる院内指針の設定は、少なくとも倫理にかかわる方針としては望ましいものではない。というのも、この理由はいかなる意味でも「患者の最善」や「医療の質向上」といった医療本来の目的に結びつけて議論することができないからである。

　実際、例えば「生物学的な生命の長さ」に訴えて特定の医療行為を禁止しようとする方針は、仮にそれが独善的なものであっても「患者の最善」と結びつけて正当化を図ろうとしていること自体は理解できる。しかしその一方で、法的不安定性に基づく院内方針の場合には、こうした正当化は困難である。結局のところ、この方針の根拠としては、「病院が組織として責められないため」という理由しか想定できず、これを

15・病院の方針として「呼吸器は外しません」と定めることは倫理的に許されるのか　　153

いったん認めてしまうと「病院の利益が患者の利益に優先する」という線に沿った方針を次々と認めることになりかねない。この点で、「現行法制」を理由としていっさいの人工呼吸器の取り外しを禁じる方針は「よい理由」を欠くのみならず、病院全体の医療に対する方向性に疑念を抱かせてしまうのではないか。

院内指針の倫理学へ

　以上ここまで、法的な不安定性を理由に、あらゆる場合に人工呼吸器の取り外しを許容しないという院内指針を策定することは倫理的に正当化できるか、という問題を考えてきた。結論としては、そのような方針の策定は医療スタッフの困難感を軽減することには寄与せず、倫理的にも正当化可能な理由を欠いているため妥当ではない、ということを述べた。そもそも、人工呼吸器の取り外しは、致死薬の投与のように誰が見ても明らかに法的に問題のある場合とは異なっており、仮に取り外しが行われないとしても、それは個別の状況をすべて勘案した上での個別的な決定であるべきである。

　ところで、あらためて今回の議論を振りかえってみると、これまで日本では院内指針の果たす役割についてあまり真剣に考えられてこなかったことに気づく。おそらくその理由は、多くの医療機関では病院機能評価に対応するために、他機関の指針を切り貼りした院内指針を慌てて作成するものの、それが「生きたルール」として機能している場合は少ないからではないか。実際、蘇生を行わない指示（DNR指示）に関する院内指針はよくつくられているものの1つであるが、臨床では家族からしか同意を取っていないにもかかわらず、指針上は本人同意と定められているなど、現実とかい離したルールが定められている場合もある。

　その一方で、臨床倫理の教科書には、病院における臨床倫理サポート

体制として、倫理教育や倫理コンサルテーションと並んで、院内指針の整備があげられている[5]。頻繁に医療者が直面するタイプの問題については、あらかじめ病院としての方針を定めておくことで、判断の困難さを緩和することができる、というのがその趣旨である。この点で、そもそも日本において院内の倫理指針は本来どうあるべきなのか、まずそこから議論し直す必要があるのかもしれない。

コメンタリー1　小西恵美子

　田代氏の倫理コンサルテーションを受けられた病院は幸運であったと思います。それは、組織を守るためという「道徳に関係ない価値（non-moral value）」[1] ではなく、患者のためという「道徳的価値（moral value）」[1] を重んじた院内指針を社会に公表できただろうからです。何よりも、倫理的な院内指針は患者に対する善であり、また、その指針の下で働く医療スタッフにもよい影響をもたらすでしょう。

　病院や病棟には、呼吸器取り外しのような患者の生死に直結する事項から、入浴や面会時間等の生活上の事に至るまで、多くの指針や規則があります。以下、それらを「組織のルール」と総称しますが、看護は、それらルールを、職場の資源や人間関係等と並ぶ組織文化・職場環境を構成する因子の1つと捉えており、多くの議論や研究があります[2]。

　組織のルールは、看護師が体験する「道徳的苦悩（moral distress）」の一要因として注目されています。道徳的苦悩は、看護師はとるべき正しい行動について判断をしたが、ルールや職場の力関係等の要因により、その行動を実行できないことによる苦境やストレスと定義され[3]、無力感や道徳的無関心（moral indifference）[4]、さらにバーンアウトや離職につながるとする非常に多くの論文があります。田代氏が「医療スタッフの困難感」と記した状況もそれに当たると思われ、倫理的正当性を欠くルールは看護師だけでなく他の職種にも、道徳的苦悩をもたらすもの

と考えられます。

　組織のルールと看護師の道徳的感受性との関係に関する研究も多いです。Lützen らの道徳的感受性尺度[5] は、組織のルールに関する項目を含み、彼らはこの尺度による調査から、道徳上の判断に当たってルールに過度に頼る看護師がいることを見いだし、その状態を「道徳的盲目（moral blindness）」[6] と表現しました。我々は、当尺度の日本語版による調査を行い、看護スタッフは管理職よりも、ルールに頼る傾向が強いことを示しました[7]。そこから想起するのは、看護師の職業的成長においてルールに頼る段階があることを述べた Benner の理論です[8]。Benner は、看護師がさらに成長すると、ルールを超越して判断できる段階になることも述べています。そして、我々の徳の倫理の研究[9] は、患者のためには生活上の「ルールに柔軟」な態度でかかわる看護師を、患者は「よい看護師」と認識していることを示しました。

　本論で田代氏が述べる「院内指針の倫理学へ」に応じ、看護における議論・研究の概況を記しました。

コメンタリー2　江藤裕之

　ずいぶんと昔のことになりますが、ある尊敬する先生から、社会で生きていく上でのルールや規範として法律や倫理があるけれど、法律は社会の最低の秩序を維持していくために決められた「外からのルール」で、倫理は「内なるルール」だと聞いたことを覚えています。社会生活を営む上で、法律に触れないことは確かに大切なことですが、そうでなければ何をしてもよいというわけではありません。法に触れずとも、倫理的でないと思われそうな行為にはおのずとブレーキがかかります。

　法律と倫理とではランクが違って、倫理は法律よりもワンランク上の規範なのです。つまり、倫理とは、外から規制されるものではなく、自らのルール（あるいは、その共同体のルール）でもって自分（たち）の

行動、そして、そのベースとなる判断を律していくものだといえるでしょう。その意味で、倫理とは意思決定のプロセスにおいてベースとなるものといってもよいかもしれません。

本稿を読んで、このことを思い出すと同時に、田代氏の勇気に感心しました。それは、人工呼吸器を取り外すことは許容しないという方針を病院として掲げることは、倫理的には許されないのではないかと、はっきりと書かれていたことです。私も、その考えに賛成ですが、私はそこまで言うことができません。「勇気」という言葉を使いましたが、もしかすると、私が医療現場の事情を知らないだけで、医学界ではこういった考えは十分に受け入れられているのかもしれません。ただし、少なくとも、本稿を読む限り、人工的な水分・栄養補給や透析、人工呼吸器等の治療中止を明確に合法、あるいは違法とする法律は我が国には存在しないということがわかりました。

法律が存在しない以上、人の倫（みち）にかなっているかどうか、つまり、倫理的判断が求められます。そこで、我が国における院内の倫理指針が本来どうあるべきなのか、そこから議論し直す必要があるかもしれないと、田代氏は問題提起しています。本当に大切なことは何なのか、本当に守るべきものは何なのか、それを誰もが自分の問題として考えなくてはならないということでしょう。そのベースとなるのが、「倫理とは何か」ということへの洞察です。まさしく、医学、看護学において教養教育（リベラルアーツ教育）が求められるゆえんだと思います。

【本論文献】
1) 水野俊誠, 横野恵：日本における生命維持治療の中止と差控え, 生命倫理, 16(1), p.84-90, 2006.
2) 樋口範雄：続・医療と法を考える──終末期医療ガイドライン, 有斐閣, 2008.
3) 日本老年医学会編：高齢者ケアの意思決定プロセスに関するガイドライン──人工的水分・栄養補給の導入を中心として 2012年, 医学と看護社, 2012.
4) 日本救急医学会監修, 日本救急医学会 救急医療における終末期のあり方に関する委員会編：救急医療における終末期医療に関する提言（ガイドライン）, へるす出版, 2010.

5) D. ミカ. ヘスター編, 前田正一・児玉聡監訳：病院倫理委員会と倫理コンサルテーション, 勁草書房, 2009.

【コメンタリー文献】

1) 小西恵美子編：看護倫理　よい看護・よい看護師への道しるべ　改訂第2版, 南江堂, p.4-5, 2014.
2) Riitta Suhonen et al.：Organizational ethics：A literature review. Nursing Ethics 18(3) 285-303, 2011.
3) Anne J Davis et al. ／小西恵美子監訳／和泉成子・江藤裕之翻訳：看護倫理を教える学ぶ　倫理教育の視点と方法, Theresa Drought, 第8章. 看護実践・管理への倫理原則の適用：看護教育への意義, 日本看護協会出版会, p.80-81, 2008.
4) Megan-Jane Johnstone：Bioethics；A Nursing Perspective 5th ed, Elsevier,p.98-102,2009.
5) Lützen K et al.：Developing the Concept of Moral Sensitivity in Health Care Practice. Nursing Ethics 13(2). 187-196, 2006.
6) 前掲書4). p.98.
7) 前田樹海, 小西恵美子：改訂道徳的感受性質問紙日本語版（J-MSQ）の開発と検証　第1報, 日本看護倫理学会誌, 4(1) 32-37, 2012.
8) Benner P.：From Novice to Expert-Excellence and Power in Clinical Nursing Practice, Commemorative Edition, Prentice Hall Health, Upper Saddle River, NJ, USA, 2001.
9) 小西恵美子, 和泉成子：患者からみた「よい看護師」：その探求と意義, 生命倫理, 16(1), p.46-51, 2006.

16
抗がん剤治療を続けますか？　人工呼吸器をつけますか？
～チーム医療において在宅医療における告知は誰の役割か？～

植竹日奈　国立病院機構まつもと医療センター相談支援センター MSW

　──例えば、こんな場面である。

　肝がんを診断されて数年。長時間にわたる手術。電子カルテの画面に映し出される検査結果の画像は治療効果を示していても、苦しい副作用の記憶ばかりが残る化学療法。とはいえ、一度はそんな治療からも解放され、孫たちと旅行を楽しむこともできた。そして再発。「転移」の言葉はもちろん以前から知っていたが、それが自分自身のこととなると、すぐには意味がわからなかった。「多発転移が認められます。手術の適応ではありません」。長年、あなたとともにがんと闘ってきた主治医はそう告げると、次のように続けた。「どうされますか？」。……何？　何をどうするか聞かれている？

　──例えば、こんな場面である。

　握力の低下を感じたから最初は整形外科にかかった。程なく神経内科という聞き慣れない科に紹介された。数回の外来診察、いくつかの検査の後、医師は筋萎縮性側索硬化症という病名をあなたに告げる。エーエルエス、という言い方もします、といわれ、気づいた。1週間ほど前にテレビのドキュメンタリー番組で見たあの病気か？　眼球しか動かなくなって、特殊な機械で画面に言葉を打ち出していた、あんなふうになる

というのか？　ネットで調べてみると「4〜5年の命」とあった。そん
な馬鹿な。それからというもの、これからどうなるのかばかり考え続け、
考え続けているのに、知ることを避けてきた。その日から3年が経ち、
両腕はほとんど使えなくなり、呂律が回らなくなってきて、あなたの言
葉を聞き取れるのはかろうじて毎日そばにいる奥さんだけ。

　ある日、主治医はあなたにこういった。「人工呼吸器をつけますか？
呼吸器をつけて在宅医療にしますか？」。……何？　人工呼吸器をつけ
れば生きていられることはわかるけど、ドキュメンタリー番組のあの人
のように生きるということ？　そもそも在宅医療ってなんだ？

自分の命について自分で決める

　30年前なら病院の中で行われていた多くの医療行為が自宅で行われ
るようになり、それらがいつしか「在宅医療」と呼ばれるようになった。
病気を抱えて生きる人が長期間病院という閉鎖空間で生活しなくてもよ
い方法であると同時に、未曽有の高齢社会を迎えようとする日本におけ
る医療費の増加を抑制する方策の1つでもある。インシュリン、成長ホ
ルモンなどの自己注射、酸素療法、経管栄養法（経鼻経管・胃ろう・腸
ろうなど）、中心静脈栄養法、人工呼吸療法などなど。人工呼吸という
ストレートに命にかかわる治療法までもが、医師や看護師などの医療職
の目の届かない、生活の場である「自宅」で行われる。さらに「死ぬ場
所」についても、病院ではなく住み慣れた自宅で最期の時を迎えたい人
が多いことがわかり、どうやったらそうできるかが検討されている。

　それは、数十年前、お年寄りが自宅で息を引き取ることが当たり前だっ
た頃に戻るということではない。進歩した医学の恩恵を受けながら、苦
しさや辛さを緩和しながら、自分の棲家であなたの人生をともにつくっ
てきた人たちのそばで旅立つ、そういうことである。そこでは、医学と

いう論理があなたの決定に先行することはない。あなたは、医学的な判断を十分告げ知らされた上で、自分の人生や生活のあり方、どんな毎日を送るか、どのように旅立つのかを自分で決めていくことができる。

「伝わるべき言葉」が届いていない？

さて、文頭の２つの例において、それぞれの主治医が考えていることはなんだろう。

肝がんのあなたにはおそらく主治医はこう考えている。「これだけの多発転移があれば、肝臓の機能が落ちて命にかかわるのは時間の問題だろう。半年、いや、３カ月かもしれない。抗がん剤をもう一度使ってみてもいいが、おそらくは副作用で体力が落ちて、かえって死期を早める可能性もある。お孫さんと旅行して楽しかったといっていたな、最後の思い出をつくるのなら抗がん剤はやめて思い出づくりのほうを急がないと間に合わないかもしれないな。とはいっても、これをそのままストレートにいうのは酷すぎるかもしれない。がっくりして自殺でもしたら大変だし、とりあえず、抗がん剤の提案をしてみようか」。

ALSのあなたの主治医はこうだろう。「呼吸機能がかなり低下してきた。そろそろ人工呼吸器をつけるかどうか決めてもらわないといけないな。人工呼吸器をつけると10年以上生きる人もいるけど、最近の状況では長期入院はできないから、在宅療養が基本だろう。自宅で介護できるかどうかまず聞いてみよう」。

そして、それぞれの主治医の言葉はこうなる。肝がんのあなたには、「抗がん剤、もう一度やってみますか？　どうしますか？」。あなたは思う。そうか、あの苦しいのはこりごりだけど、まだ何とかなるんだな、なら治療してもらおう、治してもらおう。ALSのあなたには、「人工呼吸器をつけて自宅で介護できますか？　奥さんと二人暮らしだから、奥さん

が介護することになるんですよね」。あなたは思う。なんだって？　今でも妻は介護疲れでへとへとなのに、これ以上過酷な介護が待っているのか。それに人工呼吸器って、いくらくらいするんだろう。安くはないに違いない。自分にそれが買えるんだろうか。

　本当なら、肝がんのあなたには、「つらいことだけど、おそらくもう時間がない、抗がん剤はかえって命を縮めるかもしれない、お孫さんと過ごすならいまですよ」という言葉が届かなくてはならない。その言葉を受け取ってなお、抗がん剤にチャレンジするのと、がんを治してもらおうと思って抗がん剤治療するのとでは、大きな違いがある。伝わるべきその言葉をあなたなら誰から聞きたいだろうか。

　ALSのあなたには「人工呼吸器はあなたが買わなくていい。医療費として扱われるので、いまとさほど負担は変わらない。訪問看護師やヘルパーが手助けしてくれるから、奥さん1人で介護しなくていい。人工呼吸器をつけて自宅で生活している先輩たちはこんな生活をしている。もし人工呼吸器を選ばないなら苦しさを和らげる治療をする」という情報が伝わらなくてはならない。あなたにその情報を伝えることができるのは誰だろうか？

命にかかわる話を、誰と、どう話すか

　一般に「告知」という言葉は、予後のよくない重大な疾患や後遺障害についての情報を当事者に告げる作業を指す（がんは「告知する」というが、インフルエンザは「告知する」とはいわない）。ただし、この言葉には告げるという字に加えて、知るという字が続いている。情報はただ一方的に「告げられる」だけではなく、告げられた当事者が「知る」ところになって初めて「告知」といえる。告げることによって当事者が知る、そして知ったかどうかを告げた人が確認し、またさらに情報を加

えたり修正していく、双方向のプロセスとしての作業なのである。

　ところで、肝がんのあなたにも、ALSのあなたにも、たくさんの人がかかわっている。主治医はもちろん、毎回の外来で明るい笑顔を見せてくれる看護師、入院するたび親身になって不安な気持ちを聞いてくれる看護師（「抗がん剤がつらい」なんて愚痴を主治医にいうわけにはいかないから、そういう人に話を聞いてもらうのは本当にほっとするだろう）、医療費が心配で相談したソーシャルワーカーにも医療費の話だけでなくいろいろ聞いてもらったなあ、ソーシャルワーカーから紹介された訪問看護師とは自宅で話すからもっといろいろいいたいことがいえる、最近訪問診療に来てくれるようになった町の診療所の先生は、主治医より若いけど先生が子供だった頃から知っているから、すごく話しやすい──。あなたの命にかかわる話を、過酷な内容でもあなたの生き方死に方を大きく左右する話を、いわゆる「主治医」とだけするのではなく、そんな看護師やソーシャルワーカーや訪問看護師や診療所の医師とできたらどうだろう。主治医から「お孫さんともう一度旅行するなら早いほうがいいですよ」といわれるだけでなく、実際にお孫さんを見知っている訪問看護師とその言葉の意味を考えて「○○ちゃんもおじいちゃんともう一度旅行したいって思っているわね」とそんなふうに話せたら、同じことを考えるのでもずいぶんよいのではないだろうか。

すべての医療従事者が「告知」と「暮らし」を支える

　こんな場面での告知、いわば"告げ知らせて決める作業"を、医療従事者たちはどう考えているのだろうか。厚生労働省による「人生の最終段階における医療の決定プロセスに関するガイドライン」にはこう書いてある。

　1）医師等の医療従事者から適切な情報の提供と説明がなされ、それ

に基づいて患者が医療従事者と話し合いを行い、患者本人による決定を基本としたうえで、人生の最終段階における医療を進めることが最も重要な原則である。

2) 人生の最終段階における医療における医療行為の開始・不開始、医療内容の変更、医療行為の中止等は、多専門職種の医療従事者から構成される医療・ケアチームによって、医学的妥当性と適切性を基に慎重に判断すべきである。

3) 医療・ケアチームにより可能な限り疼痛やその他の不快な症状を十分に緩和し、患者・家族の精神的・社会的な援助も含めた総合的な医療及びケアを行うことが必要である。

つまり、肝がんのあなたとも、ALSのあなたとも、医師だけでなく、あなたにかかわる医療従事者が十分に話し、あなたの望みや考えを共有して、みんなで考えて決めていくのがいいんじゃないか、ということがガイドラインとして医療従事者に示されている。

ところが、実は、こういう方法は医療従事者にとってはあまりなじみのないかなり難しい方法なのかもしれない。なぜなら、医療従事者、特に医師は、普段から医学的知識と経験を基に、何がその人の治療にとって正解か、ベストかを選び取り、示すことが仕事だからだ。肝がんを診断したとき、その人のがんに一番有効な化学療法を選ぶことができるのは、患者本人ではなく、看護師でもソーシャルワーカーでもなく、医師だろう。そうやって医師たちは治療のリーダーとして医療チームを引っぱっていく。しかし、医師には、その人にとって正解の治療を選ぶことはできても、その人にとって正解の人生のあり方を選ぶことはできない。それを選ぶのはその人自身であり、医療従事者はそれぞれの立場からその人が少しでもうまくよい選択をできるようにサポートすることになる。医師はより正確な医学的判断を伝え、たくさんの患者を診てきた経験からのアドバイスをするだろう。看護師は医師の説明を補足し、理解

を助け、時には何もいわずにあなたの悲しみや喜びやそんなもろもろを聞いてくれるだろう。理学療法士、作業療法士、言語聴覚士といったリハビリスタッフなら、あなたの日常生活が円滑に進むよう機能訓練をするだけでなく、あなたの望みをかなえるための方法を教えてくれるだろう。薬剤師なら、薬の作用副作用の知識を基に、それらがあなたの生活に与える影響を一緒に考えてくれるだろう。栄養士は、あなたの栄養状態や食事があなたの生活をどう変えるかを考えてくれるだろう。ソーシャルワーカーはたくさんの患者の生活そのものにかかわっているから、あなたがいま生活や人生のなかで困っていること、疑問に思っていることを一緒に考え、アドバイスし、必要と思われる情報のありかを教えてくれるだろう。お孫さんと旅行するのに車いすで飛行機に乗るにはどんな手続きが必要かなんてことも相談してみるといい。

　在宅医療における「告知」は誰の役割か。それはすべての医療従事者の役割であろう。病を抱えて生きる人たちが、少しでもたくさんの幅広い情報を得て、温かい言葉で支えられながら、自分の人生を決めていけるように。

コメンタリー1　浅井 篤

　本当のことを言われるつらさは昔から指摘されてきました。深刻な状況にあることを悟るのは誰にとっても容易なことではないでしょう。しかし同時に真実をしっかり認識して個人がこれからのことを決めていく重要さも認識されているため、いかに深刻なニュースを伝えるかがコミュニケーション・スキルとして問われることになります。

　最近では本稿でも言及があるように、医療専門職が本当のことをいうつらさにも焦点があたっているようです。相手がショックを受けるに決まっていることを話すのはサディストでもない限り、大変な心理的重荷でしょう。つらく感じるのは我々が日本人だからではありません。米国

ハーバード医学部教授で、外科医・作家でもあるアトゥール・ガワンデ氏も、出産したばかりの末期肺がん患者の30代女性に治療手段が尽き死を待つだけとなったことを言い出せず、実験的治療でよくなるかもしれないと半ば嘘をついたと述べています[1,2]。特にガワンデ氏の本を基にして構成されたドキュメンタリーDVDは一見の価値があるので鑑賞をお勧めします。

　近年はインフォームド・コンセント取得の原則からさらに一歩進んだ共同意思決定が大切だと主張されています。共同意思決定とは「患者が医師の支援を受け、十分に情報を得た上で形成された自らの選好に沿った決定について熟考し選択を行う過程」と定義されます[3]。ここでは過程がとても重視されます。常々思っているのですが、医療専門職は「丸投げ主義」でガイド役を放棄したり、「丸抱え主義」で患者の気持ちや意向を無視する頑迷なパターナリストとなったりしてはいけません。自己決定を迫っても奪ってもいけません。したがって最終的にはいちばん大切な原則は中庸かもしれません。プロセス重視は本稿に登場する2名の患者にすぐにも必要とされるであろうアドバンス・ケア・プランニング（ACP）でも同じです。

　植竹氏はチーム医療で共同意思決定とACPをうまくやっていこうと説いています。在宅医療におけるチーム医療にはメンバーの一員として当然ながら患者も家族も入るでしょう。異なる視点と価値観を持つメンバー間で情報交換と価値観の伝達を行い、それぞれが学び合うことができます。そして患者の意向と最善を中心としつつ共通の立場を見つけ、すべての参加者が受け入れられる方法で問題を解決する。ある哲学者は、すべての個別見解が何かしら考慮されるという形で、すべての個別見解の偏りを超えた見解が倫理的見解である、と述べています[4]。

コメンタリー2　小西恵美子

　植竹氏は、病む人の悩み、希望、求めがいかに多面的か、また、それらに医師が1人で応答できるわけがない、ということを描き出しています。氏の描く在宅チーム医療はどの職種も対等で、「告知」は無論全医療者の役割です。むしろ、告知は医療者-患者の日々のコミュニケーションの自然な一部のようです。

　しかし、氏の論述は「あなたは、医学的な判断を十分に告げ知らされた上で」を前提にしています。その前提が成りたつには、「あなた」の病院は、「医学的な判断を十分に告げ知らせ」、その上で「あなた」を在宅に送り出せないといけないし、「多職種対等」のチーム医療でないといけません。現実問題として、日本にそんな病院があるでしょうか？ 知る限りの病院は、多職種カンファレンス1つにしても主導は医師で、チーム医療とはいえ、実態は多職種対等ではないと思えました。植竹氏は理想の世界を描いたのでしょうか？

　ところが先般、「私たちの病院は多職種カンファレンスの統括は師長」と口を揃える二人の看護師に出会い、そういう病院が現実にあることを知りました。彼らは「ぜひ、当院の総長の著作を読んでください」と言うのです。医師のリーダーシップを看護師がこれほどまでに誇る。そんな場面は初めてでした。静岡がんセンターの山口建総長は、「日本初、多職種チーム医療」を語っていました[5]。

- ・2002年の開院以来、疾患そのものよりも「患者さん重視のがんセンター」として、患者・家族が抱える悩みや負担の全貌を知るために全国調査を行ってきた。それに基づき、がん患者の悩みや負担を「診療上の悩み」「身体の苦痛」「心の苦悩」「暮らしの負担」に4分類し、院内で起こるすべてのことをこの分類に基づいて分析、対応部門の整備や支援ツールの開発に生かしてきた。
- ・多職種チーム医療は、医師・看護師・薬剤師等、全医療スタッフが

対等関係にある。

・チーム医療開始当初、「医師の指示なしには率先して動きづらい」と躊躇する看護師などがいたが、いまは各職種は医療法上許された範囲内で自ら意思決定し即行動している。

上述の看護師が言うとおりでした。センターの開院当初、各地の病院から集まってきた医療者には、総長が推進する「全職種が対等関係」のチーム医療は未経験の体制。それに同調できない一部の医師等から離脱者も出て、山口総長は、いったんは医師主導の体制に戻したそうです。それでも、総長が進める意識改革にこめられた看護への期待を感じとり、「私たちは実力をつけるために必死にがんばってきた」、と彼らは言いました。

このようなチーム医療が、実際にあったのです。これをモデルに、今後、他にも増えていくに違いありません。それにより、植竹氏が描く世界は現実のものとなるのです。その鍵は、看護師等が実力をつけ、率先して責任を担う覚悟にあります。

【本論文献】
1) 日本救急医学会，日本集中治療医学会，日本循環器学会：救急・集中治療における終末期医療に関するガイドライン～3学会からの提言，平成26年11月4日.
2) 日本学術会議　臨床医学委員会終末期医療分科会：終末期医療のあり方について―亜急性型の終末期について，平成20年2月14日.
3) 厚生労働省：人生の最終段階における医療の決定プロセスに関するガイドライン，平成19年5月（平成27年3月改訂）.
4) 日本老年医学会：高齢者ケアの意思決定プロセスに関するガイドライン―人工的水分・栄養補給の導入を中心として，平成24年6月27日.
5) 日本小児科学会倫理委員会小児終末期医療ガイドラインワーキンググループ：重篤な疾患を持つ子どもの医療をめぐる話し合いのガイドライン，2012年4月20日倫理委員会承認版.
6) 日本医師会生命倫理懇談会：「説明と同意」についての報告，1990.
7) 稲葉一人：医療における意思決定―終末期における患者・家族・代理人―，医療・生命と倫理・社会，2 (2)，p34-51，2003.
8) 印南一路：すぐれた意思決定―判断と選択の心理学，中央公論新社，1997.
9) 中山和弘，岩本貴編：患者中心の意思決定支援―納得して決めるためのケア，中央法規出版，2012.

【コメンタリー文献】

1) アトゥール・ガワンデ著，原井宏明訳：死すべき定め―死にゆく人に何ができるか，みすず書房，2016.

2) トム・ジェニングス監督，原作アトゥール・ガワンデ，日本語字幕版監修浅見昇吾：死に寄りそって（Being Mortal），DVD 全1巻，丸善出版株式会社，2015.

3) G. Elwyn, A. Lloyd, C. May, T. van der Weijden, A. Stiggelbout, A.G.K. Edwards, et al.：Collaborative deliberation：a model for patient care, Patient Educ. Couns., 97, p.158-164, 2014.

4) Dieter Brinbacher：Teaching clinical medical ethics, in Donna Dickenson, Richard Huxtable, Michael Parker Edition, The Cambridge medical Ethics Workbook Cambridge University Press 2nd ed, p218, 2010.

5) 理想のがん医療を目指す静岡県立静岡がんセンター，．Medical Note, 2017 年 5 月 8 日．
https://medicalnote.jp/contents/161212-001-XC

17
地域包括ケアシステムの社会にあって、住民はどのようなヘルス・リテラシーを身に着ければよいのか

大西基喜　青森県立保健大学大学院健康科学研究科　特任教授

　現在我が国において、未曾有の高齢化社会への対策の一環として、地域の包括的な支援・サービス提供体制、すなわち地域包括ケアシステム（以下、CCCSと略す）の構築が官主導で進められている。基本的に高齢者は、居住する地域のシステムが萌芽的であろうと、整備されつつあろうと、CCCSのなかで、病気・障害・死亡に直面していくことになる。

　住民の視点から、高齢者とその家族が、現時点でさまざまな課題を抱えたCCCSの世界をどう生きていけばよいのか、という問いを考えてみたい。医療従事者をはじめケア提供者は、ケアを受ける人の目線に立つことで、何が本当に支援になるのか理解できると思われるからである。

　ここでは、「ケア」は医療から生活支援まですべてを含み、またケアを受ける人を「ケアの受け手」、ケアを提供する側を「ケア提供者」とする。

地域包括ケアシステムへの舵取り

　連綿と進む高齢化に対応して、2000年に介護保険制度が導入されたが、高齢者のさらなる増加で介護費用も次第に急増している状況を前に、団塊の世代が75歳に達する2025年を目途に、CCCSを構築する方針が出された。2012年改正介護保険法施行で、法的にもCCCSの実現が

盛り込まれている。

　CCCS は、「介護」「予防」「医療」の３分野にとどまらず、「生活支援・福祉サービス」と「住まい」を加え、生活全般にかかわる５つの構成要素からなるとされる[1]。対象は高齢者や障害者など幅広いが、基本的には高齢者を最も意識したものとなっている。

　CCCS の課題として第一に、これら構成要素の各種サービスがある。現行では種類は豊富で、メニューはおおむね出そろった感はあるが、これらの地域資源が地域のニーズに見合うといえる段階にはない。

　第二に、CCCS というには、それらのネットワーク化が重要である。しかし、情報共有は不十分で、例えば共通カルテ等の統合化はまさにこれからである。第三に、個々人には複雑すぎるサービスは、ワンストップ・サービスなどのシームレスな提供があってはじめて機能が発揮されることになる。ほとんどの地域で今後の課題である。

　さて、CCCS は医療・介護費用の縮小につながるのだろうか。それは、地域包括ケア研究会報告書[1] でも明示化されていない。医療から介護へ、病院から地域へ、入院から在宅へという、これまでの国の誘導策を見る限り、CCCS のなかで、介護予防の保健活動にあわせて、合理的な医療・介護を目ざす方向で高齢者ケアの流れをつくり、そして在宅への道筋を加速することで経費削減を図る考えのようだ。在宅死を増やす方向性は明言されていないが、住宅系サービスを含めて考えれば、最終的に在宅死を増やすことは含意されているように見える。

　では、どのような状況が CCCS の実現といえるのだろうか。その基準はない。現時点でも、法的整備が進んできていること、地域包括支援センターを始め、何らかの医療・介護のネットワークがある程度あること、二木[2] の指摘するように CCCS はシステムといいつつも基本形はネットワークであること、これらを考えれば、現在は CCCS の萌芽段階にあり、その洗練化・充実化をこれから進めると考えるほうが現実的

であろう。現在我が国では65歳以上の高齢者が1日あたり平均して3000人強亡くなっている（平成27年人口動態統計）が、この人たちはいわば萌芽的CCCSを活用し、死亡していることになる。

CCCSにおけるケアの質はどう保障されるべきか

現在の状況、あるいは将来のより整備された状況で、住民はどのような対処法が必要なのであろうか。より具体的に考えてみるため、まず実例を提示する。

『M子は92歳の父と二人暮らしであった。父はCOPD（慢性閉塞性肺疾患）のためほぼ屋内生活だが、頭脳は明晰であった。1年前の冬の朝、息苦しさを訴えた。数日前から体調が悪かったというが、その朝は特に苦しそうで顔色も不良だった。かかりつけのA診療所にすぐ電話した。「その状態なら救急病院に行ったらどうですか」という医師に、頼みこんで診てもらったが、結局紹介状を渡されB病院の救急受診となった。「だからいっただろう」という迷惑そうな医師の言葉がいまも耳に残っている。

B病院では肺炎と診断され、入院となった。当日父は主治医から人工呼吸器装着の希望を聞かれ、父は家族への斟酌からか、不要と答えた。翌日、人工呼吸器なしでは「看取り」となる可能性が高く、C療養病院への転院を強く勧められ、その非情さに驚いたがやむを得ず承諾した。

C療養病院では大部屋で酸素・末梢点滴・絶食という治療で、医師の説明を希望したが断られた。入院第3病日、せん妄を生じた。M子は遠方で勤務医をしている従兄弟のN雄に相談した。経緯や送付データを基に、「栄養摂取なく、病院死は必至。今の状態は外来加療で治る可能性もある。すぐ退院すべき」と助言され、病院に失望していた父も賛

成し、結局、なんとか在宅酸素・在宅療養の段取りをつけ第6病日に退院した。医師の説明は最後までなかった。介護認定は寝たきり・認知症で5度とされた。

在宅療養では高齢のD診療所医師が担当で、介護度に見合う医学的管理が中心で、回復を目ざす感じがなかった。例えば、N雄の助言で早期リハを希望し、尿道カテーテルの抜去を頼んでも、「あと2カ月はそのままで」という具合であった。結局本人のリハビリへの熱意とN雄の細かい指示が頼りの療養生活となったが、それによって肺炎も含め、順調に回復した。訪問看護、デイサービス、時にショートステイも利用しつつ、本人の絶えざる努力もあり、1年経過した段階で、入院前より足腰は弱り杖歩行となったものの酸素不要となり、パズルを楽しむなど、ケア提供者が驚くほどに回復した。介護度は再判定で1度とされた。

M子はこの1年を振りかえり、急性期から亜急性期という重要な時期の医療では医師の方針がほぼすべてを左右するのに、父のQOLを真剣に考える医師に出会わなかったと思う。ケアマネジャーは、家の改修などこまめな相談に乗り、調整もしてくれたが、QOLにかかわるケアの中身はノータッチであった。M子は今後パート勤めをしつつ父の面倒を見るのは難しくなる事態も考えられ、施設入所も考慮しなければと思うが、住居系サービスは複雑そうでよくわからず、差し迫っていないので相談もはばかられ、漠然とした不安が募っている。』

過不足のない医療・介護は難しい。過剰医療はよく問題になるが、CCCSでは低質なケアが特に問題となりやすい。この事例はCCCS、特にその医療分野のケアについて重要な示唆を有している。医療施設A、B、C、Dと担当医が移っていくわけだが、どの段階でも死や寝たきりの固定など重大な転帰を迎えた可能性があった。特にC病院での状況では、実際そのような転帰を辿ることはよく見られている。幸運に在宅

に辿り着いたとしても、D診療所のケアは寝たきりにつながった可能性が高い。これらの問題点は、CCCSに内在する課題とともに次節で考察する。

CCCSの質

　事例で、「QOLへの配慮を感じない」、というM子の感想は重要な意味を持っている。「受け手中心のケア」がなされていないことにほかならないからである。病院中心の医療から地域主体のCCCSにという流れのなかでは、事例のように、ケアの受け手が急性期から慢性期に移行する場合、複数の医療・介護施設に次々と紹介されることはよく起こる。このような場合に、なぜケアの質低下が起こってしまうのだろうか。

　第一に、ケアの受け手に初めて会うケア提供者が多くなり、受け手の真の状況や価値観が理解されないままに、病状・介護度などが画一的・定型的に受け継がれることが起こりやすい。第二に、CCCSでは多くの場合、多職種のケアが必須となり協働が重要な鍵となるが、医師を頂点とする「職種のヒエラルキー意識」という難問があり、担当の医師の裁量に大きく左右される（例えば、事例のC病院）。一般的に、ケアマネジャーがQOLに最も気を配ったとしても、医師に何かを忠告する場面はあまり考えにくい。第三はケアの質のバラツキである。医療・介護とも施設や人員の質格差は大きいが、特に医療では構造的問題がある。医療界は黎明期から大学（医局）中心・専門性重視が一貫して基本であり、それが地域間、施設間格差など地域医療にゆがみを生みだしてきた。新医師臨床研修医制度、新専門医制度などで是正を試みているが、この構造的問題は容易に変わらない。このゆがみはCCCSの質担保にも暗い影を落としている。

　それでは、質の確保に何が必要なのだろう。グレイナーらが示すヘル

スケアの専門家に必要な5つのコア・コンピテンシーが参考になり、妥当である[3]。

・受け手中心のケア
・多職種の協働
・EBP（根拠に基づく実践）
・不断の質改善
・情報科学技術の活用（ヘルス・コミュニケーション等）

CCCS に即すと、ケアの受け手の QOL をしっかり考慮し、多職種が緊密に連携・情報伝達を行い、最善のケアを提供し、ケアの質を常に改善する。そして、ケアの受け手の意思決定を支援できる技術的裏づけを持つ、ということになる。システムが仮に整備されたとしても、運用するのは人であり、そのコア・コンピテンシーが肝要である。理想的な CCCS への道は遠い。

ケアの受け手のヘルス・リテラシー

ヘルス・リテラシーとは、おおむね「健康課題に対して適切に判断・意思決定を行うために、必要となる基本的な健康情報やサービスを獲得、処理、理解、活用する能力」である。集団、個人に適用される概念だが、ここでは個人に限定して使用する。前節で述べたように、医療・介護の質が地域間、施設、個人間で相当バラツキがある現 CCCS 内で、財力に応じてベストな意思決定をしなければならない現況にあって、住民は備えとして、どのようなヘルス・リテラシーを身につければよいのだろうか。以下、4点に絞って提示する。

・一般的なヘルス・リテラシー

予防重視の生活を送り、健康情報を適切に入手し、健診や医療受診を適切に行うなどの一般的なヘルス・リテラシーは重要である。この点は

成書等を参考にされたい。例えば、中山らはホームページでヘルス・リテラシー全体を詳しく紹介していて、大いに参考になるだろう[4]。ヘルス・リテラシーを測る尺度（HLS-EU-Q47など）も掲載しているので、自分の能力も測定できる。

・地域の現状把握

利用可能なCCCS関連資源を把握したいが、医療から生活支援までのサービスは種類・内容・人員（資格）・施設は複雑多様で、個人が全貌を把握するのは無理である。市町村等が設置している地域包括支援センターは現状不十分ながら、相談することは可能であるし、活用したい。ただ、事例のように医療から入ると、施設間の部分的ネットワークに頼らざるを得ない面がある。現状では、直面する問題に応じて、評判や伝聞など含めて可能な限り多くの情報入手を図り、対応するほかはない。

・ヘルス・コミュニケーション

これは一般的なヘルス・リテラシーに含まれるが、CCCSでは、特に重要である。つまり、ただベルトコンベヤーに乗っかるのではなく、医療や介護などの現場で、対話し、適切な状況説明、意思の伝達、情報入手のできることが生命をも左右しうる。お互いの信頼醸成や、ケアの質向上にもつながることになる。そのためにも、日頃から尊厳死等の重要課題について意思を明確にし、家族と共有し、リビング・ウィルとして文書に残すことも望まれる。

・自助

自助は健康や生活にかかわる、本人と家族の努力すべてを指すが、CCCS構築でも自助は重要視されている[1]。実際、多くの場面で自助は肝心で、事例でも大きな意味を持っていた。ヘルス・リテラシーは実は自助の根幹にある。上記の3項目は、すべてこの自助につながってくる。さらに、家族、周囲を含めた人間関係は重要な要素だろう。病気や障害時は関係のありようが予後に影響しうる。

まとめ

　理想的CCCSは現在のところ彼岸にある。1日あたり平均3000人強亡くなっている高齢者は、将来バラ色のCCCS確立の礎になるべく、従容として死につくということではないだろう。現在の萌芽的CCCSをいかに活用できるかが喫緊の問題である。そのためには、ケアの受け手の自助は重要な要素となり、ヘルス・リテラシーを可能な限り身に着ける必要がある。ケア提供者からすれば、コア・コンピテンシー修得・遵守がケアの質を上げ、CCCSを有効に機能させる鍵となる。

コメンタリー1　大北全俊

　大西氏は、地域包括ケアシステム（CCCS）の現状と今後を見すえ、ケア提供者とケアの受け手、それぞれに必要なことについて実に明晰に示してくれていると思います。その上で、なかなか現状は厳しいものがある、というのが筆者の率直に感じたところです。

　大西氏が提示されている実例も、患者の看取りや寝たきりを回避できた条件にはかなり恵まれたものがあったように思います。患者自身、92歳にして明晰であること、回復への意思を明確に持ちリハビリへの熱意もあったこと、遠方ではあっても親類に相談に乗ってくれる医師がいたこと、そして家族であるM子さんの存在など。それでも今後に対して漠然とした不安を抱えざるをえないことが記述されています。同じような境遇に置かれても、ほかの人ではここまでの状態に達することは難しいのではないかと感じました。資源がないわけではない、しかし、どこまで生き延びることができるか人々はサバイバル状態に置かれているように思います。当然ながら、脱落してしまう人も多くなるでしょう。これは単に、CCCSが萌芽状態にあるという過渡期ゆえの現象なのか、それとも不可避の事態なのか。

いずれにしても、ただ眺めているだけではなく各々なんらかの実践が求められる状況にあるでしょう。大西氏の記述している「ケアの受け手のヘルス・リテラシー」は、医療者だけではなくいまや誰もが必要とされるものを簡潔にまとめてくれていると思います。なかでも、実例と合わせて見たとき、大西氏が指摘するとおり「自助」が重要であることがよくわかります。ただ、これは「1人でがんばる」ということではまったくなくて、むしろ「困っていたら声を上げる」というか、周囲の人たちとの関係を重視して活用するということではないかと思いました。大西氏も、周囲を含めた人間関係が自助には重要な要素であることを指摘しています。声さえ上げれば、あるいは上げ続ければなんとかなる、のではないかとも楽観的に過ぎるかもしれませんが思います。

　しかし、この「困っていたら声を上げる」さらにはめげずに「上げ続ける」ということが、なんとも難しいことだとも思います。「声を上げる力」についても、考えたいと思います。

コメンタリー2　江藤裕之

　この数十年、私たちを取り巻く社会は大きく変わってきました。伝統的な価値観の変化もその1つでしょう。そのなかに、「先生」と呼ばれる人々の地位、といいますか、先生に対する態度の変化があるように思われます。

　私が子どもの頃、昭和40年代ですが、「先生」といえば偉い人でした。もっとも、当時の私の周りにいる先生とは医者か教師でしたが、先生には敬意を払い、その人の言うことには従うものだと信じて疑うことはありませんでした。その理由の1つは、プロフェッショナルの知識と技術に対する信頼だったと思いますが、もう1つはサービスの受け手（患者や生徒、そしてその家族）の無知があったのだろうと思います。いずれにしても、先生には権威がありました。

時代は変わり、今では、先生の立ち位置も変わってきたようです。医療現場でいえば、先生（医師）だけでなく、大西氏も指摘するように、医療従事者をはじめケア提供者はケアを受ける人の目線に立つことが大切だと考えられるようになりました。こういった「受け手中心のケア」へ移行してきたのです。

　今日、いろいろな意味で受け手の「レベル」が上がり、「QOL への配慮を感じない」といった感想を始め、さまざまな批判が医療従事者に向けられるようになってきたようです。それ自体は、1つの進歩だと思います。しかし、同時に、医療の受け手にもそれなりの覚悟と責任が課されるようになりました。治療方法についての説明を受け、それを理解し、必要に応じて同意しなくてはなりません。すべて、医者に「お任せ」というわけにはいかないのです。そこで、医療の受け手側にも「健康課題に対して適切に判断・意思決定を行う」ことが求められるようになり、それに必要な「基本的な健康情報やサービスを獲得、処理、理解、活用する能力」、すなわちヘルス・リテラシーが求められるようになってきました。

　今日、書店やインターネットのウェブサイト上には医療、介護、健康に関する情報があふれています。健康法に関しては、時に真逆の主張がなされています（例えば、「朝食はしっかりとりなさい」vs.「朝は食べるな」など）。医療従事者でない一般の人々にとって、どれが正しいのか判断に困ってしまいます。そして、自分の死生観もしっかりと持ち、それを表明する必要も出てきました。いろいろなことにおいて、医療従事者以外の人にもそれなりの判断力と覚悟が求められている時代になったようです。

【本論文献】

1) 〈地域包括ケア研究会〉地域包括ケアシステム構築における今後の検討のための論点：三菱 UFJ リサーチ＆コンサルティング株式会社，2013．（http://www.murc.jp/thinktank/rc/public_report/public_report_detail/koukai_130423）

2) 二木立：地域包括ケアと地域医療連携，勁草書房，p.6-7，2015.

3) Greiner A.C et al：Health Professions Education ― A Bridge to Quality, the National Academies Press, p.45-47, 2003

4) 中山和弘他：健康を決める力.
（http://www.healthliteracy.jp/）

18
看護における情報教育はどうあるべきか
コンピュータリテラシーの呪縛からの脱却

前田樹海 東京有明医療大学看護学部 教授

我が国における「看護情報学」の立ち位置

　僕は「看護情報学」という、全国的に見ても珍しい学問分野を担当している教員だ。現在、多くの看護系教育機関で情報科学や情報リテラシーといった名前の科目が提供されているが、僕の知る範囲では、看護情報学の専任教員もしくは看護情報学を標榜している研究室は片手で数えるほどしかない。

　その大きな理由の1つが、看護教育機関を開設する際にクリアしなければならない保健師助産師看護師学校養成所指定規則や、看護師になるためにクリアすべき看護師国家試験出題基準のなかに「看護情報」ないし「看護情報学」という言葉が存在しないことである。学校開設の際に特別な科目や専任教員を必要とせず、まして国家試験の出題範囲でもないとあれば、わざわざ看護情報学なる科目や専任教員を置いたりしないことが多くの経営者の結論ではあろう。

　また、日本看護協会の認定もしくは専門看護師として看護情報が位置づけられていれば、もう少し看護情報学に対する処遇も変わっていたと思うが、実際のところそのような分野はないし、今後もできる気配はない。1980年に東京で開催された第3回世界医療情報学会（MEDINFO 80 TOKYO）で初めて看護情報学＝Nursing Informatics という言葉が

生まれたという、比較的歴史の浅い学問であることも1つの理由ではあろう。だが、それから10年を経ないうちに看護情報学分野の専門看護師を整備した米国の例や、看護情報学よりずっと歴史は浅いであろう災害看護や遺伝看護といった分野が我が国の専門看護師として分野指定されている現状を見る限りにおいては、学問の歴史の長短は実際のところ本質的な理由ではなかったように思える。

つまり、看護教育から実践にかけてのあらゆる局面において、看護情報学はオプションであって必須ではない。いや、普通に選択できず運がよければ触れられるといった頻度でしか遭遇できないので、オプションというのもおこがましいくらいだ。

「デジタルネイティブ」な学生への情報教育のあり方とは

さて、「珍しい」ことは、よいこともあればそうでないこともある。よいことは、看護情報学分野で教授すべき事項に一定のコンセンサスがないため、当該科目のなかで取り扱う内容の自由度が比較的高いことである。これは、看護情報学の範疇で行われる研究の枝葉を伸ばすにもプラスに働くであろう。

よくないことは、その裏返しともいうべき事項であるが、「情報＝コンピュータリテラシー」という担当教員もしくは周囲のステレオタイプな認識によって、Windowsマシンの利用方法、特にMicrosoft Office系のソフトウエアの習得に過度のウエイトが置かれていることである。そのほか、統計法や統計ソフトの習得に重きが置かれることも、「情報＝統計」というこれまたステレオタイプな認識の産物といわざるをえない。

もちろん、情報を処理する上で、適切なソフトウエアの利用スキルや統計スキルが必要な場面はあるだろうが、いまとなっては看護における

情報学問を構成する主要な要素とは思えない。その理由はいくつかある。

　看護情報学という言葉が生まれた1980年当時の定義は「看護のあらゆる場面におけるコンピュータ技術の適用」[1] であった。それまで大企業や大学等の研究施設でしか利用できなかったコンピュータが、パーソナルコンピュータ（PC）として個人に普及し始めた時代背景が色濃く反映されているといえよう。確かに当時の看護情報学は、看護においてコンピュータを活用することが至上命題だったとしても不思議ではない。しかし、その後10年を経ないうちに、コンピュータ科学、情報科学、看護学の統合学問という定義（Graves & Corcoran, 1989）[2] が広く行き渡り、コンピュータ一辺倒ではなく、それも含めた学際学問として認識されるようになった。国際医療情報学連盟に至っては、世界中の個人、家族、地域社会における健康増進のための、情報通信技術を利用した看護ならびに看護の情報や知識を統合する学問および実践（IMIA Special Interest Group on Nursing Informatics, 2009）、という定義のなかにはコンピュータという言葉すら入っていない。つまり、国際的には、すでにコンピュータリテラシーは看護情報学を構成する主要要素ではないとの理解も可能だ。

　実際、我が国においては、PCの世帯普及率が8割を超えるようになった21世紀初頭に、「e-Japan戦略」が策定された。その重点計画のなかで実施されたIT講習会を皮切りとして、国民がコンピュータリテラシーを身に着けるための機会が提供されてきた。あくまで体感ではあるが、その頃からコンピュータが特別のものではなくなってきたように思う。そして最近では、スマートフォンの台頭により、PC自体を保有しない世帯が増えてきた。実際、自分の担当科目である情報リテラシーの授業で情報通信機器の保有状況を尋ねてみると、固定電話やPCを保有していない、と回答する新入生はここ数年増加の傾向にある。

　そういう環境で育ってきた「デジタルネイティブ」な学生に、はたし

てコンピュータやアプリケーションの使用方法を教授するというのはどうなのだろうと思わずにはいられない。まあ、それ以前に、方法の伝達が大学の科目として成立しているのかという根源的な疑問もあるのだが、そこはさておき、特定のオペレーティングシステム（OS）とそのOS上でしか動かない特定のアプリケーションの操作方法を教えるということに関して、僕は徐々に時代錯誤感を抱くようになってきたのだ。

　PCやそのPC上で動くソフトウエアがそれほど一般的ではなく、いままで触ったこともないというのであれば、授業で方法論の演習を行うことには一定の意義はあると考えるが、物心ついた頃から、PCはもちろんのこと、ゲーム機やスマホなども含めた情報通信機器に慣れ親しんでいる学生たちに伝統的なコンピュータ教育を行うのが適切かどうかという点については考えてみる必要がある。

　それはコンピュータネットワークと、そのネットワークによって配信されるアプリケーションの普及によって、例えばコンピュータが設置されている場所やそのファイルを開くことのできる特別なアプリケーションが使える場所、インターネットに接続できる場所など、特定の場所に依存しなくなってきたことが大きい。このような時代にあってコンピュータは、その自由度ゆえのあり方が期待されてしかるべきである。

提言──コンピュータを"内化"せよ

　そこで僕は、これからの看護情報学には脱コンピュータを提言する。脱コンピュータとはコンピュータを使わないということではない。コンピュータを学ぶべき対象として自分の外側に置くのではなく、看護における情報処理を行うための必要不可欠なツールの1つとして捉えるのである。これは、いわばコンピュータの"内化"である。もう少し緩い言い方をすれば、コンピュータの文房具化と言ってもよい。紙やペンは何

かをメモするのにまだまだ有用なツールであるが、これらのツールを使うための演習をわざわざ講義のコマのなかで行わないのと同じで、コンピュータ教室で授業をするとしても、コンピュータの使い方を教えるのではなく、看護情報学に関連した何らかのデータ処理や検索、情報の生成を行なう際のツールとしていつでも利用できるようにするということである。

　もちろん、この考え方でいうと、目の前になくてはならないのは、学校に設置されたPCである必要もない。自分のノートPCやスマホでよい場合も多いだろう。これらの情報通信機器が学習を進めるのに必要なツールなのだ、という前提に立つと、世の中を賑わせ、何かあるとすぐに使用禁止となる憂き目を見る情報通信機器や情報通信のためのツールに対して、また違った視点を持つことができると考える。

　今回の論はここで終えるが、今後は看護界の重鎮の意見も聞きながら論考を深めたいと思う。

コメンタリー1　小西恵美子

　看護情報といえば、《コンピュータや統計に強い男性》を連想する程度の素人でも、これに「学」がつくと、それだけではない「何か」があるだろうとの期待があります。その「何か」を素人は明文化できないので、当学問の希少な専任教員、つまりプロである前田氏の論考にそれを探しました。が、恨み節漂う全体からはそれが見つかりません。「コンピュータを内化せよ」とある以外には。

　それほどに、プロはコンピュータを「教えさせられて」いるのでしょうか。では、その先、日本はどこへ向かうべきなのか、看護情報学の教員は本来何を教えたいのか。それを言えるのはプロ自身ではなかったでしょうか。

　看護情報学は大事な課題があると思えます。例えば看護記録。かつて

看護師は、患者や家族、医師との対話、また自身の思いを、勤務帯ごとの色ペンで書いていました。それは患者を巡る看護師の物語。看護師の道徳的・倫理的思考を映し出していたものです。「朽ちていった命」[1] には看護師が紡いだ物語があります。しかし、電子化の波は看護の物語性をそぎ落とそうとしています。この現象に情報学の光を当てる研究は重要でしょう。看護師の語りを置き去りにする、そんなことをしない電子化を情報学は考えてほしいです。

看護出身の国会議員は、医療・介護現場は記録物や手続きが増え、本来最も必要な「ベッドサイドで患者さん、利用者さんと直接触れ合う時間が削られています」と書いています[2]。この面でも、情報学の支援が必要です。

看護情報学の必要性・できること・やるべきことを、上級実践看護師——例えば認定看護師——の制度づくりに具現化してはどうでしょうか。その「気配はない」とありますが、プロの熱意と先導なくして、知識の不十分な看護界にその気配が生まれる筈はありません。最近、放射線看護専門看護師コースの大学院教育が始まりました。日本に放射線看護の教育はほぼ皆無だったので、看護界の当初の反応は無関心、冷ややかで、申請を3度繰り返し、ようやく分野特定の認可を得たのです。その間、志を同じくする者が結束し、分野の重要性、将来性を熱意を持って訴え続けました。「熱意の力」を改めて認識し信じることのできた経験でした。その熱意を日本の看護情報学に期待します。

前田氏の論調に弱気と受け身姿勢を感じ、看護の歴史に思いを馳せました。受け身で医師中心の看護の伝統を続けたのでは患者を守ることはできない。これに気づいた世界の看護は、誰も助けてはくれない、自分たちで切り拓くのだと、倫理綱領を患者中心に変え、自立・自律した看護専門職に転換したのです。

コメンタリー2　江藤裕之

　私は「看護情報」、もしくは「看護情報学」なるものについて詳しくは知りません。前田氏が述べているように、「看護教育から実践にかけてのあらゆる局面において、看護情報学はオプションであって必須ではない」のであれば、この情報化社会において、看護、ないし看護学において情報教育があまり熱心に行われていないことになり、それは不思議としか言いようがありません。

　もっとも、この点は本稿の中心テーマではなく、ここでは看護における情報教育の捉え方を問題にしています。看護情報学の方法と内容に一定のコンセンサスがないため、「情報＝コンピュータリテラシー」、「情報＝統計」というステレオタイプの理解しかされていないこと、そのため、パソコンの使い方、情報処理のためのソフトウエア（EXCELやSPSSなど）の利用スキルの習得に重点が置かれていることなどが指摘されています。

　素人の私にも、情報教育といえば、パソコンやコンピュータソフトの利用スキルや、情報処理技術といった点が思い浮かびます。しかし、今日、国際的には、そのようなコンピュータリテラシーは看護情報学の主要な要素ではないというのです。コンピュータが普及した結果、その利用は自明のものとなり、むしろ、コンピュータを含めた学際的な学問となっているというのです。

　さらに、スマートフォンの普及、またネットワーク配信されているアプリケーションの発達で、情報へのアクセスに場所を選ばないユビキタスな環境が整ったことも、コンピュータリテラシーをことさら教授する必要がなくなった理由の1つのようです。平たくいえば、今日、コンピュータは生活のなかに組み込まれているということなのです。

　そこで、前田氏はコンピュータの「内化」を提案しています。それは、「脱コンピュータ化」であると言うのですが、それはコンピュータを活

用しないのではなく、看護における情報処理を行う必要不可欠なツールとすることなのです。紙やペンのような気軽なものと考えるということなのでしょう。

　学校や企業におけるコンピュータの使用は、メーカーにとっては大きなビジネスです。あの手この手を使って、新機種を採用させたり、新しいソフトの使用を勧めてくるでしょう。学校には膨大な数のパソコンがありますが、授業以外では使われず、いつの間にか時代遅れになり放置されている、そういった光景を目にすることもあります。著者の言う「脱コンピュータ化」とは、アナログに戻れと言っているのではなく、コンピュータを何か特別なものとして扱うことはもうやめましょうという、私たちの態度の変革を示唆されているのでしょう。私たち自身が「目利き」にならなくてはならないということです。

【本論文献】

1) Scholes, M., & Barber, B. : Towards Nursing Informatics. In Lindberg & Kaihara (Eds.), Medinfo 80 (pp. 70-73). Tokyo, Japan, 1980.
2) Graves, J. R., & Corcoran, S. : The Study of Nursing Informatics, Journal of Nursing Scholarship, 21 (4), 227-231, 1989.

【コメンタリー文献】

1) NHK「東海村臨界事故」取材班，岩本裕：朽ちていった命——被曝治療 83 日間の記録．新潮社，2006.
2) 参議院議員石田まさひろメールマガジン，Vol.5-112 (2017 年 07 月 13 発行)，石田まさひろ政策研究会．(http://www.masahiro-ishida.com/post-4312/)

19
プラシーボの臨床使用について看護の視点から考える

小西恵美子 長野県看護大学　名誉教授／鹿児島大学　客員研究員

はじめに

　プラシーボの臨床使用について、三浦靖彦医師が本書の前巻とも言える「少子超高齢社会の幸福と正義」で倫理的考察をされていた[1]。本稿では、看護実践の視点からこのテーマを述べる。

　患者の疼痛等のケアのために、医師の指示あるいは独自の判断で、プラシーボの臨床使用（以下、プラシーボと略記）を実際に行っているのはおもに看護師である。プラシーボの訳語が「偽薬」であることからも、この行為は医療目的の「嘘」や「欺き」を含意し、倫理原則に照らせば正当化されない。三浦氏はその観点で論考していた。しかし、倫理の役目は正しい／正しくないの判断を示すことだけなのだろうか。

プラシーボと看護師：文献

　プラシーボと看護師とのかかわりに関する文献は少ないが、2011 年に日本[2]とイラン[3]から実態調査結果が報告されている。そこでは、臨床でプラシーボを行った経験を持つ看護師は、日本は 86%（回答者352 人）、イランは 75%（同 221 人）であり、患者の症状は疼痛や不眠が多く、さらに、呼吸苦、不安、不穏、不定愁訴などであった。それら

症状に対し、日本は約半数、イランは74％の看護師が、プラシーボの効果を認めていた。日本の約6割は、「プラシーボは倫理に反するとは思わない」とし、イランでは、「プラシーボはやるべきでない」と答えた看護師は20％にすぎなかった。このように、実態は両国でよく似ており、また、その他の国でも状況はほぼ同様であることが、両論文の文献検討からうかがえる。

　両論文は、プラシーボ行為の非倫理性を、三浦氏同様に、正直、自律、善行、尊厳等の倫理原則に照らして指摘している。しかし、プラシーボがこれほど多く実施されている現実のなか、ではどうすればよいのか、ということへの示唆は、どの論文からも得られない。

プラシーボと看護師：ケーススタディー

　以下は、「指スポ」を行っていた看護師から受けた相談事例の概略である。指スポとは、坐薬を入れるふりをして肛門に指を入れる処置で、プラシーボの1つとされている。なお、状況の一部を改変、加工してある。

（事例概略）
　術後の疼痛が悪化しADLも低下して再入院した70歳代の女性患者は、鎮痛剤やブロック注射などでも症状が改善せず、医師は本人の訴える症状と検査所見が合わないことを指摘していた。強い痛みを訴える時には看護師がボルタレン坐薬を挿入して対応してきたが、痛みが強くて動けないといいながらトイレに1人で行くこともあり、痛みの程度が明らかではなかった。看護チームで話し合い、患者が繰り返し坐薬の挿入を希望するのは痛みへの不安からで、痛みがおさまったという時は薬の効果だけではなく何らかの対応をしてもらったという安心感によるもの

もあるのではないかとの意見が出て、「指スポ」を試すこととなった。以降は、痛みを訴えた時には指スポを行った。効果を聞くと本物の坐薬を使用していた時と反応は変わらなかったので、同じ処置が繰り返されている。

　患者はADLも改善し、近く退院となるが、坐薬と偽って指スポを行っていたことについてはどのように説明したらよいのだろうか。また退院後も坐薬を使うことが予測されるのに入院中だけ指スポを行うことは、患者にとってよかったのであろうか。

（我々のコメント）

　このケースについて、看護師たちは「偽り」という言葉を使って自分たちの行為はよくないことかもしれないと感じていた。しかし、その行為から患者との間に信頼関係がつくられていることも読み取れた。

　日々の倫理を語り合う看護の仲間とこのケースを話し合ってみた。仲間から真っ先に出た言葉は、「嘘」でも「自律」「善行」でもなく、「看護の力」であった。このケースをプラシーボの視点だけで論じるのはもったいない、という意見も出た。相談を寄せた看護師には、我々の率直なコメントを次のように伝えた。

　痛みもADLも改善したようですね。看護スタッフは、患者は痛みに対して不安を感じているのではないかとアセスメントしており、さすがと思います。皆さんはそのアセスメントに基づいて、患者にどんな声かけをし、どのようにかかわったのかを振りかえってみてください。おそらく、その処置の時に、患者の不安に寄り添う何らかの対応をしたことが痛みの緩和につながったのではないでしょうか。とすると、これは「看護の力」です。指スポという行為だけに焦点化するのではなく、患者の安心感につながった皆さんの対応を言葉にしておくことが大切です。ど

んな態度で、どんな声かけをし、また、その時の患者の反応はどうであったか、ということを言語化し記録してください。

　患者の退院に際しては、坐薬と偽って指スポをしていたことの説明ではなく、痛みに耐えながら頑張って療養生活を送った患者をねぎらい、退院後の生活について一緒に考えるようにしてください。家に帰ってからのほうが無理をしたりして痛みが再燃するかもしれないので、「お守りだと思って痛み止めの坐薬は持っていてほしい」とお伝えしてはどうでしょうか。

（今後のために）

　看護師たちは「ほっとした」「救われた」とのことであった。

　ただし、彼らは今後も同様のケースに出会う可能性がある。行為に含まれる「嘘」を考えると、プラシーボをルーチンに行うような職場文化は醸成してはいけない。あくまでも、プラシーボは最後の手段、ラストリゾートとして、他のケアを優先することが大切だ。

　例えば、アロマセラピー、マッサージ、気分転換。また、プレゼンス（そばにいる）も伝統的な看護スキルである。看護師が少しでも多く患者のそばにいるようにしたり、ボランティアや臨地実習生がいる場合には、彼らにその役目をとってもらうことも考えられよう。

　そのようなケアによってもなお効果なく、プラシーボに頼らざるを得なくなった場合には、法的な要求、とくに、インフォームド・コンセントはきちんとしておかなくてはならない。例えば、二重盲検法での説明のように、「これからは、痛い時、どっちが坐薬かはいいませんが、いつもの坐薬と坐薬なしを半々の割合でやってみようと思いますがどうでしょうか」と説明し、患者の同意を求めた上で実施する。看護記録には、プラシーボが必要になった経緯と、インフォームド・コンセントの内容を具体的に記録しておくことはもちろんである。

三浦氏は、プラシーボ実施率の高さに驚愕したとのことで、プラシーボをしないようにしている施設もあるに違いない。そこではどのようにして患者の苦痛にかかわり、また法的な要求をクリアしているか、施設間の情報共有も大切と思う。

（看護プラシーボと原則主義）

　上述の仲間からは、「プラシーボをうまくできるのも看護師の技」という意見も出た。看護ケアには、看護師「その人」の持ち味や、患者との関係性などが微妙に絡み合う。プラシーボ効果も同様だということを指しての意見であった。

　倫理原則に基づく論考は、プラシーボが含む倫理的な問題を警告し、相対立するジレンマを明確にするという点で、重要な倫理の役目を果たす。しかし、「ではどうすればよいか」という問いには答えない。上記論文[1] の著者らも、原則の倫理の限界に触れている。また、Davis[4] も、「特定の理論だけを扱って他は顧みないということがあるとすると、それは偏ったものの見方ではないかと思う」と述べている。日々の実践における看護師の立場がいかに複雑か。それをこれらは示唆している。

もうひとつの「プラシーボ」

　プラシーボを「真実を伝えない与薬」という大枠で括ると、もう 1 つ、薬を拒否する患者への与薬の問題がある。看護倫理の国際誌 Nursing Ethics は、抗精神薬を拒否して暴力をふるう認知症高齢患者に薬を飲んでもらうために、「これは血圧の薬」と偽って薬を与える、という問題のケーススタディーを取りあげている。同じ 1 つのケースに、徳、原則、ケアの倫理の各視点でアプローチしており、興味深い。

　ケースの提供者[5] は、原則の倫理の視点から、これは正直原則と善行

原則とのジレンマであるとする。ある看護師は、看護の役割としての善行とは、きちんと与薬して患者に治療効果をもたらすことであると考え、嘘をついて与薬するという。別の看護師は、正直は患者中心の看護の基本精神であるとして、真実を告げなければならないと主張する。スタッフ間の意見が対立し、ケア方針に一貫性が保てない。公平で一貫性あるケアのために、このような状況に対する指針などはないものかと問題提起する。

　徳の倫理の論者[6]は、このケースは非常に複雑でありもっと大きな視点が必要だ、倫理原則を単純に用いても問題解決の助けにはならないと述べる。薬の副作用、患者・家族・施設・社会の文脈から患者が暴力的になる背景を考え、ケアのやり方を変えたりケア環境を見直すことを提案し、そのような努力をするのがよい看護師なのではないかと問いかける。

　ケア倫理の論者[7]は、嘘をついて薬を与えれば短期的には患者は落ち着くかもしれないが、患者が「私はケアされている、孤独じゃない」と感じることこそが、問題への長期的な回答であると述べる。Tronto によるケア倫理の5つの要素の枠組み[注1]を用い、解決策を導く手順を具体的に示し、このような問題へのラストリゾートとして自国ニュージーランドで策定されている Covert medication-giving の指針[注2]を実施して問題解決に至った実例を紹介する。そして、この与薬方法は、ケア倫理を実践に適用し法的面にも配慮した最後の選択であるとともに、認知症ケアの複雑さ・難しさを医療者と社会とで共有する枠組みでもある、とコメントしている。

　なお、上記実例の概略が以下のように記されていた。

　調整
　・多職種チームで話し合い、残された手段は「Covert 与薬」しかな

いと判断した。

・家族に来てもらい、状況、薬のリスク・副作用および与薬方法を医師とともに説明し、家族の意見を聞き、理解を得た。

・患者のすべての薬を点検し、減らせる限り減らし、または頓服（PRN）とした。

・薬を砕き食事や水分と混ぜて与薬することを薬剤師との間で調整した。

・患者・家族の意見・反応を含め、すべての経緯を記録した。

<u>実施</u>

・与薬のタイミングは患者の行動パターンに合わせた。

・毎週および特に変化あるつど、患者の状態を多職種で評価した。

・週3回、副作用を評価し、何も起こらなかった。他の薬もすべてこの方法で投与した。

・約1週間で患者は落ち着き、薬を拒否しなくなり、与薬を徐々に減らした。

・以降、スタッフと患者とのよい治療的関係が続いた。

おわりに

　プラシーボの臨床使用について、文献とケーススタディーを用い、看護の立場から論考した。日々の臨床で起こるこのような倫理的問題へのアプローチとして、原則、徳、およびケアの倫理の視点や特徴にも触れた。

　倫理は抽象的で遠い存在だとの見方がある。しかし、医療の助けを求める人々と、その人々のニーズに対峙するとき、倫理は抽象的ではなく現実のものとなる。また、倫理には正しい答えは存在しないとささやかれることもある。しかし倫理は、100点満点ではないにしても、ある程

度妥当で現実的な解決策を導き出すことはできる。看護師は患者に最も近い立場から、医療の複雑さを背負っている。医師や他の職種も、当事者としての立場は違っても、同様であろう。当事者をエンパワーする[8]ことも、倫理の大事な役割であろうと筆者は思う。

【注】

1) ケア倫理の特性は実践志向にあるとして、Tronto[9] が開発した枠組みである。次の5つの要素を行き来して問題を検討していく：①患者のニーズおよび関係する人々を特定する（Attentiveness／caring about）、②ニーズに対して看護師が果たすべき責任を認識し、行動案を列挙する（Responsibility／taking care of）、③専門的能力をもってニーズを満たすための諸条件を整え調整する（Competence／care giving）、④ケアの受け手の反応からケアの効果を評価する（Responsiveness／care receiving）、⑤ニーズを満たすケア提供から相互信頼と連帯を築き、患者は独りぼっちを感じない（Solidarity）。

2) 英国やニュージーランドで策定されている指針で、食事に混ぜて与薬する「Covert 与薬」を最後の選択として実施することを、一定条件の下で認めている。文献7 はいくつかの指針サイトを示している。

コメンタリー1　浅井 篤

　臨床研究ではなく通常の医療現場でのプラシーボ使用は重大な問題です。幾つもの調査研究があり、賛否についての議論が続いています。平成29年に日本医師会が会員対象に作成した『医の倫理について考える現場で役立つケーススタディ』でも、「処方に関する虚偽説明」といえる事例が取り上げられています。うつ状態であることを否認し薬物治療を頑なに拒否するうつ病の患者さんに、ビタミン含有サプリメントだと説明して抗うつ薬を処方してもよいかを問うものです。そして、たとえ効果があっても、損害や副作用がなくても、善意で行ったにしても、患者さんに虚偽の説明をすることは適切ではないと解説しています[1]。興味のある方はぜひ読んでいただきたいと思います。同書が米国の医学生

196

を対象にした試験問題集を基にしていることを考えると、世界的にホットなジレンマなのでしょう。また私も本問題に関する見解を論文として公表しているので、目を通していただけば幸甚です[2]。

　処方に関する虚偽説明についてさまざまな見解があると思いますが、ほとんどの人々が共有できることは、それが最後の手段だということでしょう。原則とは対極にある究極的な例外行為であり、その実施には懸念や後悔が付きまとわなくてはなりません。なんの良心の呵責もなく、平然と患者さんに対して嘘をつける医療専門職はいないだろうし、いてほしくありません。それが医学的介入だろうが介護だろうが看護だろうがケアだろうが、プラシーボは「ホイホイ」出してよいものではないのです。この感覚だけは持っていたいものです。

　もはやすべての手段が尽くされた時、医療の力を強く信じている人や不作為に耐えられない人はプラシーボ使用に走るかもしれません。しかし時には、ある状態や症状に対しては「治療法はないのだ」ということを、患者も医療専門職も受け入れる必要があるのではないでしょうか。この世にはよくならない病気があり、慢性的に続く十分にコントロールできない症状があります。医療には限界があり、どうしようもないことが存在します[2]。このように書くと医学や医療について絶望しているように聞こえるかもしれませんが、そうではありません。限界を認識しつつその力を信じているのです。

コメンタリー2　大北全俊

　「正しい／正しくないの判断を示す」ことだけではなく、「当事者をエンパワーする」ことも倫理の大事な役割であるという小西氏の意見には筆者も賛同します。原則に基づく判断は、ぶれのない明晰な倫理的判断をもたらすなどその重要性は筆者も否定するべきものではないと考えていますが、時に、理想どおりにはいかない臨床現場では清濁併せ呑むよ

うなことが求められることも多く、そういう場合に原則に基づく判断が
関係者を「裁く」だけのものになってしまうこともあると思います。な
かでも「プラシーボの臨床使用」など、原則に基づく判断と、小西氏が
あげている調査内容のように実態とのかい離が大きい場合は、そのよう
な傾向が目立つと思います。

　プラシーボの臨床使用の問題は本当に難しく悩ましい問題で、筆者と
しても小西氏の記述から学ぶものは多かったです。簡単に白黒と言い切
ることのできない事例で、具体的にどのように振る舞うべきかというこ
とについて非常に示唆に富む提案がなされていると思いました。

　なかでも筆者がなるほど、と思ったことが「記録」です。いかに振る
舞うか、だけではなく、その振る舞いについて「記録」することの重要
性に気づかされました。1つ目の事例の「我々のコメント」のところで
「言語化して記録してください」とあります。また2つ目の認知症高齢
患者への抗精神薬投与の事例でも記録について言及されています。小西
氏をはじめ医療専門職の人たちからは「何を当たり前のことを」と思わ
れるかもしれませんが、筆者としてはこうした白黒付け難い事例の場合
には特に重要だと思いました。

　白黒付け難い、自分の振る舞いが本当にこれでよいのか確信が持てな
い、それでも行動しなければならない、そういう時は人に知られないよ
うにこっそりと済ませてしまいたい、そのように思うことも多いのでは
ないでしょうか。しかしあえて、第三者の目に触れ、評価されるように
記録する、これはたとえ批判されるべき内容であったとしても、記録が
残ることにより、その経験を広く共有し話し合うための土台にすること
ができる、そのように思います。これは非常に意義のあることだと思い
ます。それと、記録をとること自体が、常に第三者の目を気にかけなが
ら振る舞うといった効果も持つのではないかと思います。

　「記録をとるという倫理」についても考えたいと思います。

【本論文献】

1) 三浦靖彦：医療現場でのプラセボ使用で患者を欺くことは，場合によっては許されるのか？，少子超高齢社会の「幸福」と「正義」（浅井篤，大北全彦編），p.203-207，日本看護協会出版会，2016.

2) 田中美穂，小松明：臨床における看護師のプラシーボ与薬の実態に関する全国調査，日本看護倫理学会誌，3(1)，36-46，2011.

3) Nayereh Baghcheghi, Hamid Reza Koohestani：Placebo use in clinical practice by nurses in an Iranian teaching hospital, Nursing Ethics, 18(3), p.364-373, 2011.

4) Anne J. Davis et al., 小西恵美子監訳．看護倫理を教える・学ぶ——倫理教育の視点と方法，p.1，日本看護協会出版会，2008.

5) Gary Mitchell：Therapeutic lying to assist people with dementia in maintaining medication adherence, Nursing Ethics, 21(7), p.844-845, 2014.

6) Leilla Toiviainen：Case commentary1, 前掲 5, p.846-847.

7) Tula Brannelly, Julie Whitewood：Case commentary1, 前掲 5, p.848-849.

8) Stan van Hooft：Moral education for nursing decisions, Journal of Advanced Nurcing, Feb, 15(2), 210-5, 1990.

9) Joan C. Tronto：Caring Democracy——Markets, Equality, and Justice, New York University Press, 2013.

【コメンタリー文献】

1) 日本医師会　会員の倫理・質向上委員会著，森岡恭彦監修，樋口範雄編集：医の倫理について考える　現場で役立つケーススタディ，日本医師会　平成 29 年 3 月 31 日，p10.

2) Atsushi Asai, Yasuhiro Kadooka：Reexamination of the ethics of placebo use in clinical practice. Bioethics, 27, 186-193, 2013.

20
超高齢社会において健康寿命を延伸するために何をすべきか

伊藤美樹子 滋賀医科大学医学部看護学科公衆衛生看護学講座　教授

平均寿命と高齢者人口の増加

　長寿は、古来より人々が求めてきた幸せである。60歳の還暦に始まり、喜寿（77歳）、米寿（88歳）、白寿（99歳）のような年齢の節目に長寿祝いをする慣習がある。日本の平均寿命は2013年には男女とも80歳を超え、この先も延伸することが予測されている（**図1**）。今や世界最高水準になった。この先、2025年に団塊の世代が75歳以上になり、少子化の影響も加わって高齢者の割合は少なくとも2060年まで増加すると予測されている。百寿者は、1998年に1万人を超え、2012年には5万人、2015年は6万人を超えるようになった。地方自治体では百寿者の増加に伴って、敬老祝金の財政負担が大きくなり、縮小や廃止が進められている。社会保障の面や介護負担の事情でも、おめでたいというわけにはいかなくなってきた。

目標は健康に老いること

　高齢期を健康に過ごすということが、個人的な問題としてだけでなく、介護家族や、社会の問題としても重要な課題となってきた。2000年以降の健康増進対策や介護保険においても、「健康寿命の延伸」が強調さ

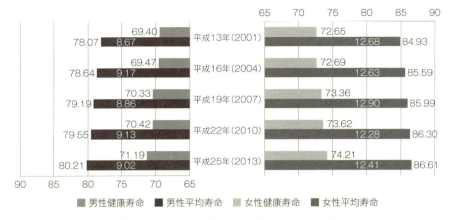

2014.10.1 厚生労働省健康日本21（第二次）推進専門委員会資料をもとに作成
バーの両端の数値は各年度の健康寿命／平均寿命、バーの中の数値は、不健康な期間

図1　性別にみた健康寿命と平均寿命の推移（日常生活に制限のない期間）

れている。

　2000年度には、壮年期死亡の減少、健康寿命の延伸および生活の質の向上を実現することを目的として、「21世紀における国民健康づくり運動」〈健康日本21〉が始まり、都道府県・市町村ごとに健康増進計画が策定され、数値目標を設定し、体系的で継続的なモニタリングや評価がなされるようになった。

　2006年には、介護保険の事業として健康寿命の延伸のため介護予防地域支援事業が始まり、2013年から2022年までの〈健康日本21〉第2次では、健やかで心豊かに生活できる活力ある社会を実現し、その結果、社会保障制度が持続可能なものとなるよう健康寿命の延伸と生活習慣病の発症・重症化の予防の徹底などを方向として、栄養・食生活や身体活動・運動、休養、飲酒、喫煙および歯・口腔の健康に関する生活習慣の改善の働きかけが進められている。

目標値となる健康寿命とは

　では、その目標値である健康寿命とはどのようなものだろう。現在、日本で算定されている健康寿命は、「一定レベル以上の疾病、障害などを経験せずに（free）生存できる年数を表す数値（DFLE）」として表された値である。「一定レベル以上の疾病、障害の基準」には、①日常生活に制限があるかどうか（国民生活基礎調査）、②その人が自分のことを健康と自覚しているかどうか（国民生活基礎調査）、③日常生活動作が自立しているかどうか（介護保険の要介護度が2以上の割合）の3つが用いられている[1]。健康寿命は、この基準に関する情報と、人口、死亡に関する情報から求められ、健康寿命と平均寿命の関係は「（健康寿命）＝（平均寿命）－（不健康な期間）」と表される。

　図1は①の基準を用いて得られた健康寿命と平均寿命の推移を示している。ここからわかることは3つある。1つは、健康寿命は男性より女性の方が長いということ。2013年では男性の71.19歳に対して、女性は74.21歳と3年以上の開きがある。2つ目は、2001年から2013年まで女性も男性も一貫して健康寿命は伸びてきているということ（男性1.79年、女性1.56年）。ただし同期間の平均寿命はそれ以上に延びている（男性2.14年、女性1.68年）。そして3つ目に、不健康な期間は女性の方が長いということである。2013年では男性の9.02年に対して、女性は12.41年と3.39年の開きがある。不健康な期間は女性のほうが長く、平均寿命が高齢化するほど性差が拡大するという現象が世界的に見られる状況である[2]。生物学的な違いとしてとらえられるが、社会的な影響も少なくないと考えられる。本稿では高齢期の女性の健康課題については206頁からの項で改めて触れる。

202

健康寿命の延伸を目ざした老年症候群対策

　2006 年に始まった介護予防事業は、加齢に伴って増えてくる易転倒性、低栄養、閉じこもり、うつ、認知症などの予防や管理を徹底する二次予防（そうした状態になった人を早期に発見して対応する対階の予防）事業である。この事業の開始について、新開[3] は、高齢期の健康づくりのターゲットが生活習慣病から老年症候群へシフトした画期的な出来事と述べている。これと前後して、老年症候群にかかわる新たな疾病、障害概念が生成され紹介されている。例えば、加齢に伴う筋力の低下や老化に伴う筋肉量の減少を捉えた「サルコペニア」、「フレイル」、そして日本整形外科学会が提唱した運動器症候群の新概念「ロコモティブシンドローム[4]」などである。

　「フレイル（Frailty）[注1]」は国内では 2000 年前後から和文検索でも登場するようになり、日本語には「虚弱」のほかに、「老衰」「衰弱」「脆弱」と訳されることもあるため、日本老年医学会は「Frailty の認知度を高め、予防の重要性を広く啓発するため、（略）、『フレイル』と（カタカナで：著者補足）表すこととした」[5] とその意義を述べている。日本整形外科学会は、「Locomotive（ロコモティブ）は『運動の』の意味で、機関車という意味もあり、能動的な意味合いを持つ言葉」であり、「運動器は広く人の健康の根幹であるという考えを背景として、年をとることに否定的なニュアンスを持ち込まないことが大事である」と考え、この言葉を選び、かつ短縮して、ロコモ対策、「ロコチェック」「ロコトレ（トレーニング）」のように使っている[6]。

　高齢期の健康づくりとして画期的とされた 2006 年から始まった二次予防事業ではあったが、運動器の機能低下、口腔機能の低下、認知機能の低下、うつなどの要因で二次予防の対象と特定された人々の介護予防事業への参加率は、2014（平成 26）年の報告書[7] によれば、305 万

2867人のうち参加者は26万7654人で、参加率にすると8.8％、これを高齢者人口全体で見ると事業参加率は0.8％に止まっている。これまで個別の室内や広報など事業の普及啓発に腐心してきたが、事業の利用はなかなか浸透しなかった。高齢者自身は、器官別・専門分野別のリハビリや体操、脳トレなどの対策には端から関心がないか、やりたくないのかもしれない。

　日本老年医学会編集の老年医学の教科書[8]には、「老化（senescence）とは、成熟期以降、加齢とともに各臓器の機能あるいはそれらを統合する機能が低下し、ついには死に至る過程をさす。特徴として、普遍性、進行性、内在性、有害性が挙げられる」としている。また「老化の過程には生理的老化と病的老化に大別され」「生理的老化は程度の差はあるもののすべてのヒトに不可逆的に起こるが、病的老化は一部のヒトにしか起らず、また治療によりある程度は可逆的である」としている。

　そもそも「老衰」「衰弱」「脆弱」は、高齢期の普遍的な課題であるから、社会的問題となりそれに対応する「対策」の必要が受け入れられるのだろうが、あいにく実際の「フレイル」な高齢者には受け入れられていない。生理的にせよ、病的にせよ、「老化」や「老いること」を肯定することが、超高齢社会には本当は必要なように思われる。

　健康寿命は生存・死亡と健康・不健康の総合指標であるため、多種多様な要因が関連すると考えられている。しかし、そもそも前節で紹介した①や②の基準で算定される健康寿命は、「一定レベル以上の疾病、障害の基準」の判定を国民生活基礎調査の回答者から割り出したものであるため、調査の回答者は居宅者であり、医療施設の入院者や介護保険施設の入所者は回答者でない。つまり、比較的健康な人の回答に偏ったデータから算出された値だということができる。したがって、仮に調査から除外されている入院者や施設入所者を含めると、本当は健康寿命はもっと短くなると考えられる。

フレイルが進展した高齢者に対する医療

　そうであれば、健康な人の健康寿命の延伸より、フレイルが進展した高齢者に対する医療、とりわけ延命医療のあり方を考える方が、「不健康な期間」の短縮にはより直接的であり、平均寿命を上回る健康寿命の延伸に寄与するのではないと考えることもできる。

　フレイルが進行し、虚弱の進んだ高齢者には入院して安静にすることが、かえって体力や機能の低下を招くリスクになる。さらに、嚥下機能の衰えた高齢者にとっての人工的水分補給はいわゆる延命治療である。人工的水分補給方法の1つである胃瘻の造設と胃瘻よりの流動食注入に関して、図2に2015年の後期高齢者医療（75歳以上）のレセプト出現状況（SCR）を都道府県別に表した。2014年の診療報酬の改定で胃瘻造設術の保険点数が減ったため、胃瘻造設に歯止めがかかった後の状

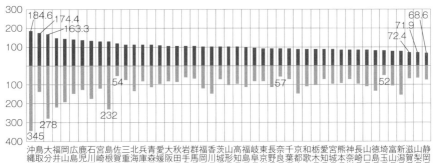

資料の出典は内閣府：医療提供状況の地域差 NDB（National Data Base）による平成27年度診療分
SCR：各都道府県の性年齢別構成調整済みのレセプトの出現比（全国平均＝100）
胃瘻造設術のレセプト出現比の多い順に都道府県をソートし、上位下位3県の数値を表示した。

図2　都道府県別の胃瘻造設・胃瘻より流動食注入のレセプト出現比

況を表している。それでも胃瘻造設の SCR が多い県（184.6）と少ない県（68.6）の開きは2.6倍と大きく、かつ入院中の胃瘻より流動食注入の SCR については、それよりもさらに大きな違い（52—345）があることがわかる。また、胃瘻の造設が多い県と入院中の流動食注入の多い県は必ずしも一致していないということも注目される。この是否についてはここでは議論しないが、少なくとも後期高齢者への医療的ニーズに対して「違いがある」ことは見逃せない。

「老衰」「衰弱」という高齢者の普遍的な課題に対して医療は何を目標にすべきかを突きつけている。

生活習慣病対策か

先に保留していた女性高齢者の「不健康な期間」が男性よりも長いことについて話を戻そう。

〈健康日本21〉の2011年の最終評価では「メタボリック・シンドローム（内臓脂肪症候群）」を意味まで知っている人が9割を超え認知度は高まったと評価している。

メタボリック対策は、2008年度から医療保険者が主体となって、特定健康診査・特定保健指導として実施されている。日本には国民皆保険制度があるので、40歳から74歳までのすべての人々（被保険者）に利用可能な健康管理サービスとなっている。健診時に肥満度や腹囲を測り、内臓脂肪の蓄積を基盤に、動脈硬化リスク（高血圧・高血糖・脂質異常）を複数あわせ持った状態にある該当者には、リスク数に応じた保健指導が行われ、運動やダイエットが勧められる。

2014年度の特定健康診査対象者は5385万人であり、健診の実施率は48.6％であった。これを性別・年齢別にみると女性の健康管理が男性よりも不利になりやすくなる背景が浮かんでくる。その1つは男性の

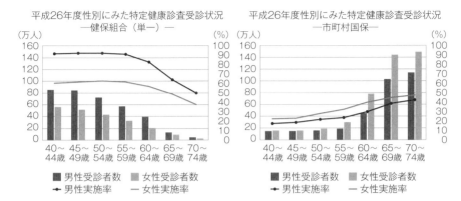

資料の出典は厚生労働省：特定健康診査・特定保健指導に関するデータ
図3 性別にみた特定健康診査受診状況　平成26年度

実施率53.6％に対して、女性は43.6％と女性の方が低いという点である。

さらに年齢階級別の特徴をみるため、主な医療保険者として市町村国民健康保険（51.1％）と健康保険組合（単一）（33.6％）に着目すると（図3）、健康保険組合（単一）では60歳までの実施率が男性では90％以上に対して、女性60％程度と30％の差がある。一方、市町村国保では、60歳までの実施率は男性では20％程度で推移し、女性では、どの年齢階級もそれより高いものの、そもそも実施率自体が低い。こうした健診実施率の状況から、総じて女性においては、健康管理サービスは行き届いていないといえる。

さらにその市町村国保の年齢階級別の実施率は、年齢が高くなっても上昇し続けており、2014年度の「70～74歳」の実施率は、男性41.7％、女性46.2％である。市町村は、40代、50代よりもより高齢な世代に対して生活習慣病対策を行っていることになる。

しかし、より高齢な世代に必要なのは生活習慣病対策よりも介護予防である。栄養・食生活については、生活習慣病対策が「制限」であるな

ら、介護予防は、食事摂取量の「増加」や体重の「増加」による低栄養改善という具合である。だが食べる習慣を変えるのは難しい。

実際、日本の女性に関しては、老いも若きも、肥満よりやせが問題となっている。2016年（平成28年）の国民栄養調査[10]によれば、20歳以上のやせ（BMI＜18.5 kg/m²、参考：BMI＝体重（kg）/身長（m²））の割合は男性の4.4％に対して女性は11.6％と高く、65歳以上の低栄養傾向（BMI≦20 kg/m²）の割合も男性12.8％に対して女性22.0％と女性の方が高い。かつ女性においてのみ、やせの割合も低栄養傾向の割合もこの10年の間に有意に増加している状況にある。

女性は、特定健診・保健指導にアクセスしていない、もしくはできないために栄養・食生活について医療の専門家からの情報や助言を得る機会を逃している状況がある。加えて、若さを保つためのダイエットや美容に関心が高い女性には、食べることの「制限」が馴染みやすいということも、介護予防には不利である。

女性の「不健康な期間」の縮小には、60代、70代の世代の価値や意識をwith agingへと転換していくことが有益なように思われる。

本稿では、介護予防や胃瘻の造設、メタボ対策実施率を通して目標を達成するための対策や画期的なサービスであっても、対象者の反応の仕方によって目ざしている成果は得られないということや、フレイルが進展した高齢者への医療に大きな違いがあることを紹介した。

超高齢社会における健康寿命の延伸を目標にするためには、個人的にも社会的にも、「老いる」ということ、必ず「死ぬ」ということの理解と受け入れが重要なことだと考える。

【注】

1）「Frailtyとは、高齢期に生理的予備能が低下することでストレスに対する脆弱性が亢進し、生活機能障害、要介護状態、死亡などの転帰に陥りやすい状態で、筋力の低下により動作の俊敏性が失われて転倒しやすくなるような身体的問題のみ

ならず、認知機能障害やうつなどの精神・心理的問題、独居や経済的困窮などの社会的問題を含む概念である。」
一般社団法人日本老年医学会 https://www.jpn-geriat-soc.or.jp/info/topics/pdf/20140513_01_01.pdf

コメンタリー1　浅井 篤

　今日、日本社会は加齢による老衰、衰弱、脆弱を対処すべき課題だとみなしています。しかし、そもそも老化は止めたり回復させたりする種類の状態なのでしょうか。どこまでが加齢による正常な身体機能の低下で、どこからが病的で矯正すべき症状なのでしょうか。しばしばよくわからなくなります。「年食ったら身体にガタが来て当然」と言ってはもはやダメなのでしょうか。数字を使って「ここからは異常」と線を引くことは可能としても、どこまで意味があるかわからないし、どこまでも恣意的な線引きとなるでしょう。それに評価してもどうしようもない状態、介入ではなく受容が肝心の状態だってあるのではないでしょうか。

　老年症候群にフレイル、ロコモ、サルコペニア。いままでも普通にあった高齢者の状態は新しく命名され、人生の最終段階のよくある正常な状態としてではなく、予防、改善、解消、撲滅を目ざすべき問題に生まれ変わりました。でもそのような試みは果たして成功するのでしょうか。またその成功は我々の幸せを意味するのでしょうか。

　もちろん幾つになっても元気な方がいいし、寝たきりにならないに越したことはありません。しかし社会は何を目的に国民の健康寿命を延伸しようとしているのでしょうか。我々個々人の幸せのためなのはもちろんだと思いますが、それだけではないでしょう。医療費や介護費の高騰を抑制するためでもあると思われます。社会保障費の増大を理由に介入するのは何も悪いことではありません。しかし個々人が予防的健康事業参加を望まない時に、どの程度まで誘導や威圧していいのかは十分に考慮すべきでしょう。我々は健康であるために生きているのではありませ

ん。

　伊藤氏は、我々が老いるということを理解し受け入れることが大切だと述べています。このことはとりも直さず、加齢によって生じる老衰、衰弱、脆弱をどう認識するかという問題になるでしょう。医療や介護だけの問題ではないような気がします。もっと精神的で人生哲学の領域の問題です。少なくとも超高齢者が健診を受けたり、介護予防地域支援事業への参加率をあげたりして答えが見つかるとは思えません。

　それにしても最近の日本社会にはカタカナが多すぎます。海外の概念を学んだり技術を輸入したりするのは結構なことです。しかしカタカナではその概念の意味が、漢字とひらがなで物事を考える日本人には、しかと理解できない場合があるのではないでしょうか。多くの外来医療倫理概念が理解されていないと思うのは私だけでしょうか。

コメンタリー2　江藤裕之

　古代ギリシアの哲学者は、人間はただ生きていればよいのではなく、よく生きなければならないと言いました。この「よく生きる」とはどういうことでしょうか。ギリシア時代では、それは身体面だけに気を遣うのではなく、内面、つまり「魂の世話」をせよということでした。では、今日、「よく生きる」とはどのような生き方をいうのでしょうか。

　ここにあげられている「健康寿命」という考えは、現代版「よく生きる」の1つの指標となるかもしれません。そして、高齢期を健康に過ごすことは、個人の問題だけでなく、家族や社会にとっても重要な課題となってきたという指摘は、深く考えるべきものだと思います。その背景には、核家族化や過疎化などの社会変動、そして過度の福祉政策による国家財政の破綻があるのだと思います。

　「健康に老いること」は、たしかに個人にとっても社会にとってもよいことでしょう。その場合の「健康」は、単に身体的なものだけでなく、

精神的、そして生活環境的にも健康である必要があります。そして、ただ平均寿命が延びればよいのではなく、健康寿命を延ばしていくことがこれからの目標となるでしょう。

さらに重要なのは、伊藤氏が言うように健康な人の健康寿命を延ばすことのみならず、フレイルが進行した高齢者への延命治療のあり方を考えることが、不健康な期間の短縮にはより直接的に寄与するという点です。そのことを考えていくベースに、どのように老いていくかということに対する、個人、そして社会の理解と受け入れが重要だとする伊藤氏の考えにも賛成します。付け加えるとすれば、「いかに老いるか」ということだけではなく、「いかに死ぬか」ということも考えなくてはなりません。

ほかのいずれの生き物と同じく、人も死にます。しかし、ほかの生き物と違うのは、人はその死について考えることができる点です。その死に向かって、よく生きていくことを考える。そういった心の準備というか、覚悟が必要なのではないでしょうか。そして、死を意識できるからこそ、よく生きていけるのだと思います。

突発的な事故や感染症といった自分には制御できないことは仕方ありません。しかし、自分で考えて判断できることは、他人に任せず、自分のQOLは自分で意思表示しなければ、自分も不幸になるだけでなく、家族や社会にも大きな負担をかけることになるでしょう。なかなか死ねない、死なせてくれない社会に生きていく私たちには相応の知識と智慧が必要です。

【本論文献】

1）平成24年度厚生労働科学研究費補助金（循環器疾患・糖尿病等生活習慣病対策総合研究事業）による健康寿命における将来予測と生活習慣病対策の費用対効果に関する研究班：健康寿命の算定方法の指針，平成24（2012）年9月.
　http://toukei.umin.jp/kenkoujyumyou/syuyou/kenkoujyumyou_shishin.pdf

2) Tomoyuki Kawada：The difference between healthy life expectancy and life expectancy at birth in men is smaller than that in women in populations with high life expectancy. Int J Public Health, 59(2), p.423-424, 2014.

3) 新開省二：健康長寿の疫学——何が高齢者の健康余命を予測するのか，日本保険医学会誌 114(2)，p.141-151，2016.

4) 日本整形外科学会：新概念「ロコモティブシンドローム（運動器症候群）」https://www.joa.or.jp/public/locomo/index.html

5) 荒井秀典：フレイルの意義，日本老年医学会雑誌，51(6)，p.497-501, 2014.

6) 前掲 4)

7) 厚生労働省老健局老人保健課：平成 26 年度 介護予防事業及び介護予防・日常生活支援総合事業（地域支援事業）の実施状況に関する調査結果.
http://www.mhlw.go.jp/stf/seisakunitsuite/bunya/0000096350.html

8) 日本老年医学会編：老年医学系統講義テキスト，西村書店，2013.

9) 祖父江友孝，伊藤美樹子 ほか：座談会—超高齢社会における保健・医療を考える，特集：超高齢社会における共生を考える，未来共生学, 4, p20-39, 2017.

10) 厚生労働省健康局健康課：平成 28 年 国民健康・栄養調査結果の概要
http://www.mhlw.go.jp/file/04-Houdouhappyou-10904750-Kenkoukyoku-Gantaisakukenkouzoushinka/kekkagaiyou_7.pdf

あとがき

　大学を出て間もなく南米に移住した高校時代の友人が頭頸部のがんになり、東京の親戚のもとに身を寄せて治療を受けるため、最近帰国してきました。彼の国では、医師は「がんだ、すぐ治療が必要」というだけで自分が診るとは誰もいわなかった、検査だけであちこち回され埒があかなかったということでした。

　日本に辿りつき、彼はまず「偉くなった」友人たちに著名な先生を紹介してもらうべく、貴重な1週間を「つて」との交信に費やしていました。そこで、医師を含む我々4人が東京に集まって彼を囲み、旧交を温めつつ「方針会議」を持ちました。

　彼が日本を離れたのは1960年代半ばのことです。我々は彼に、今の日本の医療について話しました。「つて」や「顔」で「名医」に頼る時代ではなくなっていること、「名医」が1人で采配を振るう時代は去り、多職種で1人の患者をみる「チーム医療」になっていること、「名医」がいる病院ほど「顔」は通用しないことなどを。

　その話をしながら我々自身、「日本の医療も随分進んだよね」と、あらためて遠い昔に思いを馳せました。「決められない」と迷っていた彼でしたが、結局、名前の出た複数の病院の中から、「オレ、A病院にする」と自分で決めました。

　それからの流れは速やかで、医師である友人が紹介状を書き、翌朝すぐにそれを持って外来へという段取りとなりました。当日は朝から台風が東京を襲い、心配していましたが、夕方、電話がきました。「いい病院だった。すぐにアテンドしてくれた。10いくつもの検査を全部やってもらった。あさって結果が出るから来いといわれた」と、彼の声は弾んでいました。

　彼が自分で選んだ病院は、「顔」でも「口きき」でもなく、「公平な医

療」のシステムで、期待に応えてくれたのです。しかも迅速に患者中心に。彼の「自己決定」は我々に安堵を与えてくれました。また、本人が決められるようになるまでには、周りのサポートがいかに大事かということもよく理解できました。

　倫理原則が日本にもたらされたのは彼が日本を去った後です。当初は、西洋の価値観が日本に根づくのかという議論が盛んでした。しかし、「原則の倫理」は徐々に日本の医療に浸透し、今は法や指針、病院のルールにも取り入れられ、実践は大きく変わりました。原則の倫理の功績は大きいと思います。

　さてそれでも、日本の医療は様々な問題が絶えません。本書では、それらの問題に、医師、看護師、生命倫理学者、法律家、言語学者などが向き合いました。私も著者・コメンテータとして参加させてもらいましたが、考え方は十人十色。そこが倫理の面白さであり難しさでもあると思っているところです。

　医療の問題に対処する上で、上述の原則の倫理がパーフェクトであるとはいえません。そうであるが故に、徳倫理の復興を呼び、ケア倫理も発展してきました。それほどに、医療の問題は複雑であり、多様な倫理的アプローチを必要とするのです。本書にはそのことも示されていると思います。

　パーフェクトではない議論が他の議論を促進し、相補ってよりよい医療を目ざす。それが、医療における倫理の目標でしょう。それを助ける倫理理論もまた、単一ではパーフェクトではなく、補いあって発展していくのだと思います。

　日本看護協会出版会がかくも広い視座からの論考とコメンタリーを本にすること自体に、日本の看護の成長を感じることができました。その立役者は何といっても、独創的でユニークな発想の持ち主である企画・編集の青野昌幸氏です。どの原稿についても、青野氏は必ず丁寧に読ん

でフィードバックをくださいました。それがあったからこそ、19 人の
著者と 4 人のコメンテータは、暑い夏の盛りに頑張って机に向かうこと
ができました。心から感謝いたします。

2017 年 10 月　小西恵美子

倫理的に考える医療の論点

2018年1月30日　第1版第1刷発行　　　　　　　　　　　　　　〈検印省略〉

編者───────浅井篤・小西恵美子・大北全俊

発行───────株式会社 日本看護協会出版会

〒150-0001 東京都渋谷区神宮前5-8-2　日本看護協会ビル4階
〈注文・問合せ/書店窓口〉TEL/0436-23-3271　FAX/0436-23-3272
〈編集〉TEL/03-5319-7171
http://www.jnapc.co.jp

印刷───────株式会社 教文堂

本書の一部または全部を許可なく複写・複製することは著作権・出版権の侵害になりますのでご注意ください。

©2018　Printed in Japan　　　　　　　　　　　　　ISBN 978-4-8180-2101-3